●［　　］内に用語などを書き込むことによって、正しい知識、治療の流れ、看護のポイントなどが理解できるようになります。

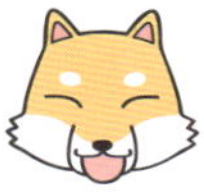

日々学んだことや考えたこともどんどん書き込んで、あなただけの「脳神経外科看護ノート」を完成させよう！

●動画マークの QR コードを読み取ることで、神経症状の観察やドレーン管理の手技動画が視聴できます。

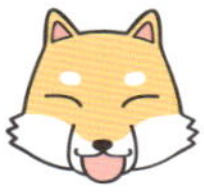

観察方法や手技をじっくり確認してみよう！

●あなたが困ったときや悩んだときなどに力づけてくれる、先輩看護師からのアドバイスや励ましの声を掲載しました。

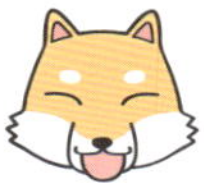

あなた自身がだれかに教えるときにもきっと役立ちます。また、施設によって、技術的なこと、用語や略語の呼び方などは異なることがあるので、わからないことは先輩に聞いてみよう。

●巻末の解答編（別冊）には、解答を示しました。

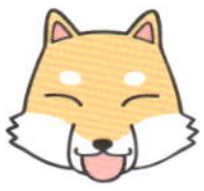

もし［　　］を埋めるのが難しくてわからなかったときは、一度、解答編の解説を読んでから、穴埋めに挑戦してみよう！

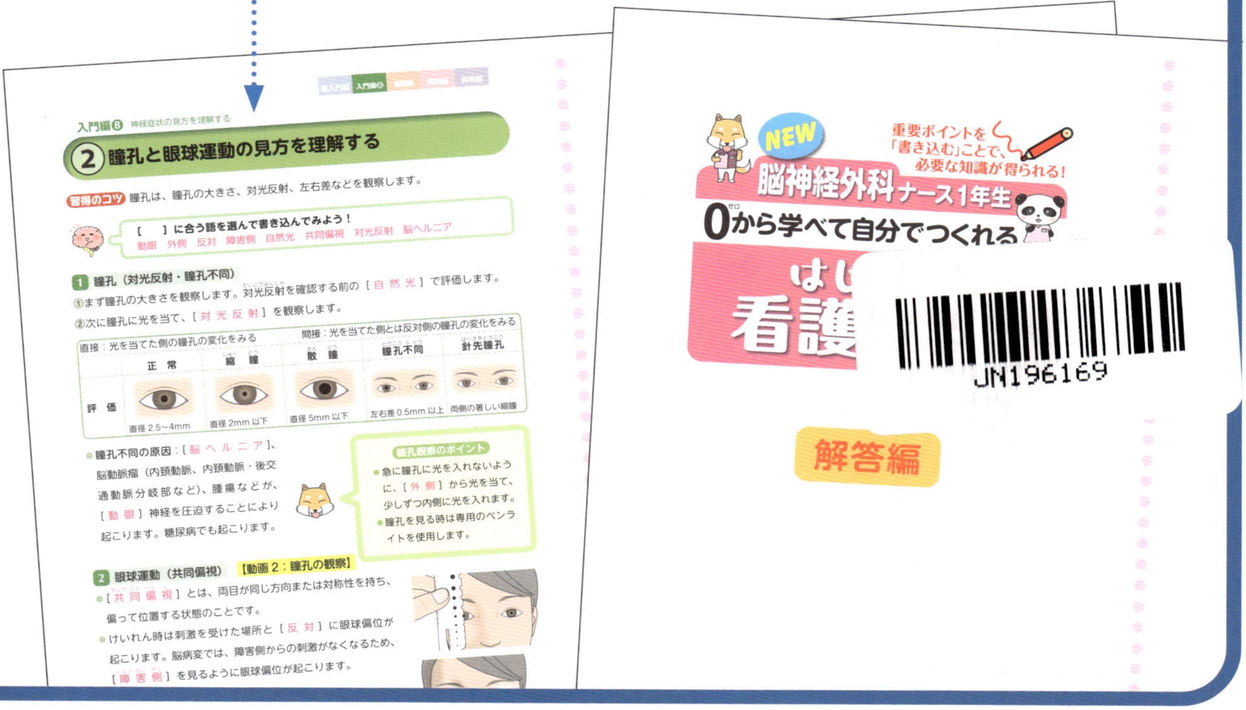

JN196169

重要ポイントを
「書き込む」ことで、
必要な知識が得られる！

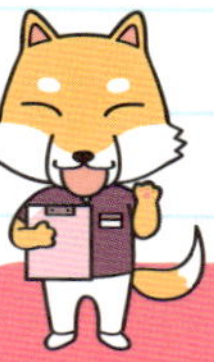

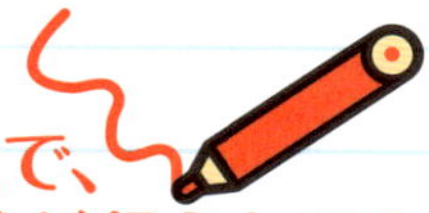

NEW

脳神経外科ナース1年生

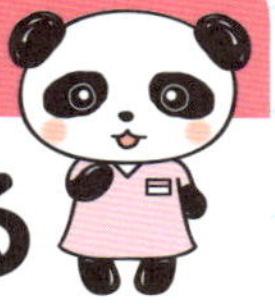

0《ゼロ》から学べて自分でつくれる

はじめての
看護ノート

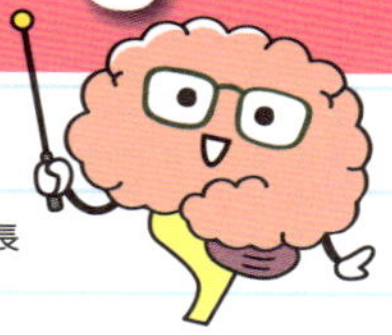

監修：谷口 博克　医療法人弘善会 矢木脳神経外科病院 病院長

編著：梅田 麻由　医療法人弘善会 矢木脳神経外科病院 看護部長

MC メディカ出版

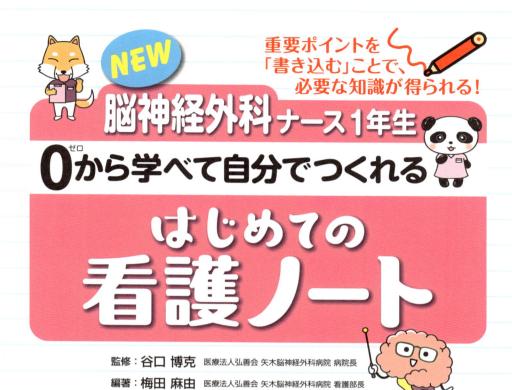

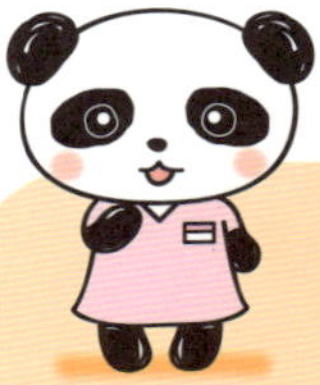

はじめて脳神経外科看護を学ぶあなたへ

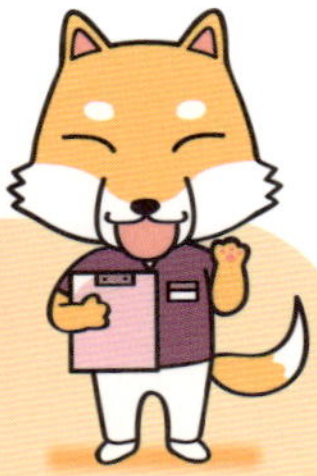

脳神経外科ナース１年生のみなさん、はじめまして。

今この本を開いているあなたは、脳神経外科ナースとしての一歩を歩み始めました。早く先輩ナースのような素敵な看護師になりたい、というやる気と希望でいっぱいでしょうね。

脳は、人間が生きるためにはとても重要です。生命に関わる循環や呼吸などの調節をはじめ、歩く・話す・食べるといった生活における動作、また、楽しい・悲しいなどの感情も、すべて脳の働きによってコントロールされています。そのため、患者さんによって症状もそれぞれ違います。脳神経外科ナースが果たす役割の範囲は、発症直後の全身管理から回復に向けたリハビリテーション、後遺症を抱えた患者さんの生活の自立支援など、とても幅広いです。そのなかで私たちが行う看護には、患者さんのできることを増やす、患者さんやご家族の不安を少しでも小さくする、ということを可能にする力があります。このような素晴らしい看護を実践するために、専門的な知識やスキルを身につけていきましょう。

そこで、脳神経外科の分野にはじめて飛び込むみなさんのために、最初に知っておくとよい知識をこの一冊にまとめました。「超初級者」でもわかりやすく、そして楽しく学んでもらいたいと思い、基礎の基礎から学べる「超入門編」から「入門編」「基礎編」「実践編」と、段階別に学習できる構成になっています。また、『自分でつくれる看護ノート』というコンセプトですので、日々の学びを好きなようにどんどん書き込んで、他にはないあなただけのスペシャルノートをつくりあげてください。

あなたの学びの軌跡がたくさん詰まったこのノートで、これから始まる脳神経外科ナースという道のりを歩いていくお手伝いができればと願っています。

2025 年 3 月

医療法人弘善会 矢木脳神経外科病院 看護部長
梅田 麻由

あなたの目標を決めてチャレンジしてみよう！

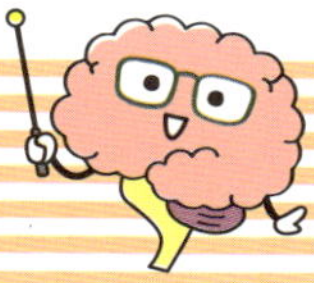

　脳神経外科疾患は、病巣の場所や大きさによって、出現する症状はさまざまです。そのため、幅広い知識と、患者さんの症状に合わせた看護が必要になります。まず脳の構造を知り、疾患がどのように経過し、どのような症状が出るのかを理解しましょう。そして、患者さんの今後の生活の自立に向けた看護ができるよう、いっしょに頑張っていきましょう。

あなたの考えた半年間の目標を書き込んでみましょう！

1カ月目

3カ月目

6カ月目

まずは、病棟に慣れることから始めましょう。ひとつひとつ着実に！

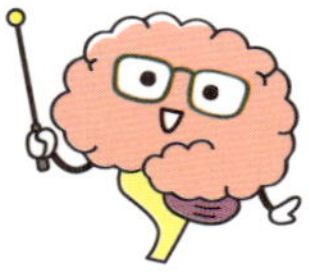

もくじ

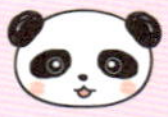

動画QRコードの
掲載ページ

P.17…動画1：JCS観察
P.18…動画2：瞳孔の観察
P.39…動画3：ドレーンクランプの手順
P.39…動画4：ドレーンクランプの開放手順

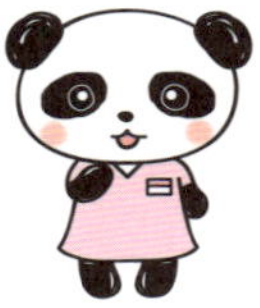

執筆者一覧

●監　修

谷口 博克　医療法人弘善会 矢木脳神経外科病院 病院長

●編　著

梅田 麻由　医療法人弘善会 矢木脳神経外科病院 看護部長・脳卒中リハビリテーション看護認定看護師

はじめて脳神経外科看護を学ぶあなたへ

あなたの目標を決めてチャレンジしてみよう！

超入門編、**資料編**

●執筆者（執筆順）

山本 麻以　SCU 看護師　**入門編Ⓐ・Ⓒ**

筧 恵子　SCU 看護師　**入門編Ⓑ-1・2**

南山 香奈　SCU 看護師　**入門編Ⓑ-3・4**

横山 麗　SCU 看護師　**基礎編Ⓐ-1～3**

大西 和佳奈　SCU 看護師　**基礎編Ⓐ-4・5**

石原 美由紀　SCU 看護師　**基礎編Ⓑ**

松村 千鶴　病棟師長・脳卒中リハビリテーション看護認定看護師　**実践編Ⓐ-1・2**、**資料編**

阿部 冴菜　SCU 看護師　**実践編Ⓐ-3・4**

犬飼 友代　病棟師長　**実践編Ⓐ-5・6**

柳 理沙　HCU 看護師　**実践編Ⓐ-7**

大庭 優子　HCU 看護師 主任　**実践編Ⓑ**

原田 渚　SCU 看護師 主任　**実践編Ⓒ-1・2**

倉田 典子　SCU 看護師　**実践編Ⓒ-3～6**

超入門編 脳神経外科の患者の特徴を理解する

① 脳神経外科の患者の特徴

脳は人間のすべての機能の中枢であり、脳の疾患は生命の安全を脅《おびや》かすことがあります。そして発症が突然であることや、何らかの意識障害や機能障害が残ることも少なくありません。また脳の部位によって、運動や言葉、思考など、さまざまな働きが決まっているため、損傷の部位や大きさによって、症状は人それぞれ違います。よくある症状として、意識障害、運動麻痺、失語などの言語障害、嚥下障害、高次脳機能障害などがあります。さらに、脳神経外科の患者さんの多くは、自分に何が起こっていて何ができなくなっているのかなどを理解する力が低下していたり、意識障害などによって自分の意思を伝えることが難しい状況にあります。そのため看護師は、病態に合わせてしっかりと観察を行い、何を優先すべきなのかアセスメントすることが重要になります。

急性期では、血圧など循環動態を安定させるなど、脳の組織への影響を最小限にして重篤《じゅうとく》化《か》を回避することが何より重要です。しかし安静臥床が長引くと、身体を動かさないことによって全身のあらゆる部位や心身機能が衰える「廃用症候群《はいようしょうこうぐん》」が引き起こされます。筋力低下や関節拘縮《こうしゅく》、心肺機能や消化器機能の低下、またうつ症状などのさまざまな精神症状が現れ、回復を遅らせることにつながるため、「廃用症候群」の予防はとても重要です。そのために一番大切なことは『早期離床』です。早期から適切なリハビリテーション看護を行う必要があります。また発症前と同じように生活することはできなくなることが多いため、新たに生活を立て直さなければなりません。リハビリテーション看護では、患者さんの自立に向けて、セルフケア能力を高めることを目指します。

そこで大切なことは、患者さんの「その人らしさ」を支えることです。患者さんの何かをしたいという気持ちや行動を尊重して支援することがとても重要です。脳神経外科の患者さんは、さまざまなことができなくなったり、意識障害や認知能力の低下などが起こったりすることにより、「その人らしさ」が脅かされやすい状況にあります。そのことを念頭に置いて、その人の尊厳を尊重した「全人的ケア」を行うことがとくに重要です。

また家族のことを“患者の介護者や支援者”として捉《とら》えるのではなく、家族もケアの対象であるということを忘れないでくださいね。脳神経外科の患者さんの家族は、突然襲ってきた自分の大切な家族の命の危機や機能障害という、これまで経験したことのない困難な状況に直面し、強い不安や困惑、恐怖といった危機状態に陥ります。このような家族の状況を理解して支援することがとても重要なのです。

超入門編　脳神経外科の患者の特徴を理解する

② 運動機能障害

習得のコツ　運動の指令がどのように伝わるのかを理解しましょう。

[　]に合う語を選んで書き込んでみよう！（複数回使う語があります）
延髄　脊髄　反対　内包　骨格筋　運動野　錐体路　随意運動　錐体交叉

- 自分の意思で行う運動を［　　　］といいます。
- 運動の指令は脳の［　　　］から出て、神経線維の束となって［　　　］を通り、中脳、橋を経て［　　　］で左右の反対側に交叉します（錐体交叉）。その後、脊髄を通って、筋肉に伝わります。
- この運動の指令が通る経路を［　　　］といいます。
- 運動麻痺は障害された脳の［　　　］側に出ます。
- 運動野の中でも、身体のどの部位に指令を出すのか場所が決まっています。

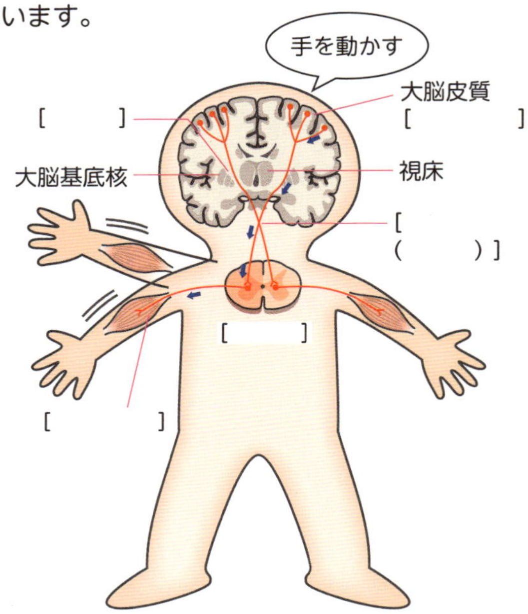

●ペンフィールドの脳地図：運動野

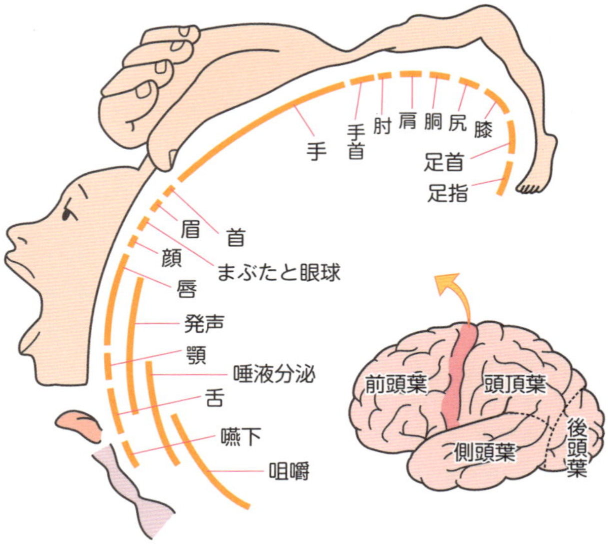

運動麻痺は手足だけではなく、体幹や顔、舌など、どこにでも起こります。
脳のどこが働いているのか考えながら自分の身体を動かしてみるのも面白いですよ。

一つひとつ理解していけば大丈夫！　楽しんで学習しましょう。

③ 高次脳機能障害…1

習得のコツ まず高次脳機能障害とは何かを知りましょう。

[　　] に合う語を選んで書き込んでみよう！（複数回使う語があります）
左　聴　視　記憶　注意　感覚　失語　判断　理解　運動　話す　行動　空間
表出　可能　非流暢　見えない　理解する　日常生活　言語機能

1 高次脳機能障害とは

- 高次脳機能とは人間が人間らしく生活を送っていくために必要な、言語、行為、認知、記憶、注意、判断などの機能のことです。この機能の障害が高次脳機能障害で、[　　　]、失行、失認、[　　　] 障害、[　　　] 障害などがあります。
- 高次脳機能障害は、外見からはわかりにくいのが特徴で、よく [　　　　　] 障害といわれます。
- 障害は入院中よりも [　　　　　] で出現しやすくなります。

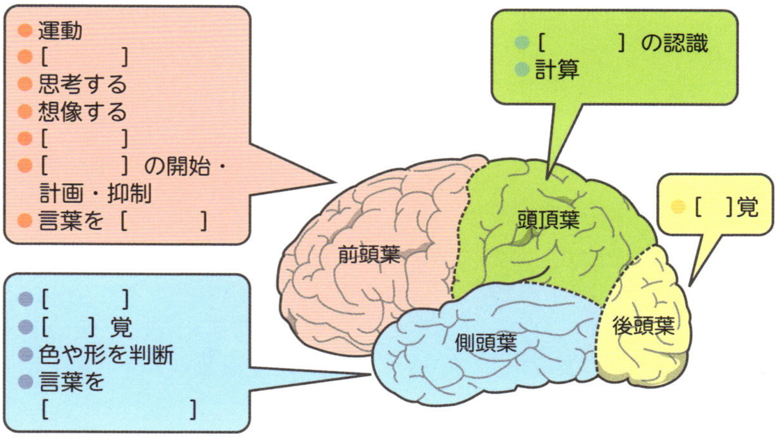

2 失　語

- 読む・書く・話す・聞くなどの [　　　　　] が障害された状態です。
- 言語の [　　　] （話す、書く）を担う [　　　] 性言語中枢（Broca《ブローカ》野）
- 言語の [　　　] （聞く、読む）を担う [　　　] 性言語中枢（Wernicke《ウェルニッケ》野）
- これらの言語中枢はともに、9 割以上の人で [　　] 脳にあります。

運動性失語

- 言葉の理解は [　　　] です（軽度の障害の例もあります）。
- 発話は [　　　　] で、言いたいことを話せません。初期には発語がない場合もあります。会話中に言葉が出てこなかったり、物の呼称ができなくなります。
- 音の一部を誤ることが多いです。例：とけい（時計）⇒ たけい

超入門編　脳神経外科の患者の特徴を理解する

③ 高次脳機能障害…2

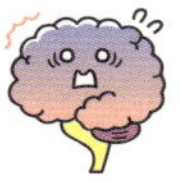

[　　] に合う語を選んで書き込んでみよう！（複数回使う語があります）
刺激　感覚　流暢　注意　手順　非言語　使い方　不可能　短い文章

●感覚性失語

- 言葉の理解は [　　　　] で、発話は [　　　　] ですが、意味が通じない話をします。
- 違う単語に言い誤ることが多いです。例：とけい（時計）⇒ メガネ

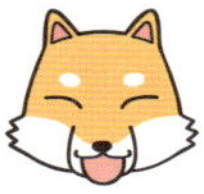

看護のポイント
- 単語、または [　　　　　] で、ゆっくりと話しましょう。
- ジェスチャーや絵など、[　　　　] のコミュニケーションを使いましょう。
- 患者さんの落ち着く環境で話しましょう。

3　失　行

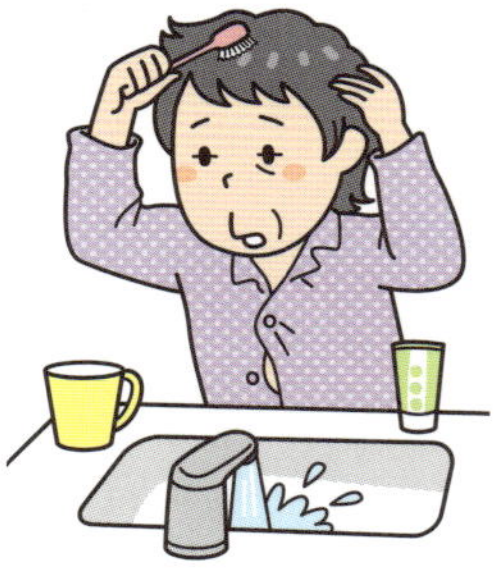

- 手足は動かせる（運動麻痺などの機能障害ではない）のに、目的にあった行動ができなくなります。
- 慣れているはずの道具の [　　　　] や [　　　　] がわからなくなります。
- 衣服を正しく着たり脱いだりできなくなります。

4　失　認

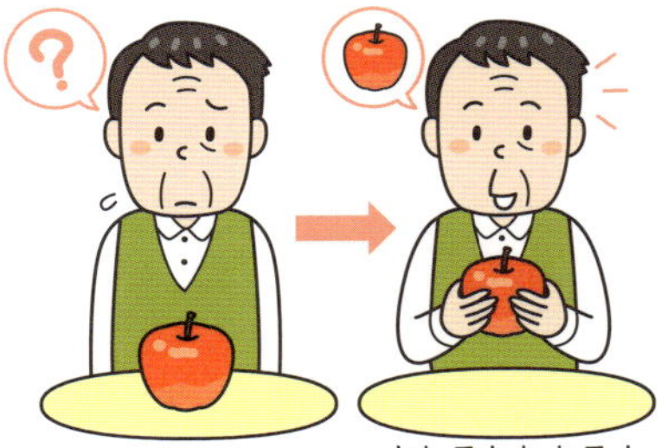

- 視力や聴力に障害はないが、知っているものを見たり聞いたりしても、それが何だかわからなくなることを失認といいます。
- 他の [　　　] を用いれば認識できます。

さわるとわかる！

5　注意障害

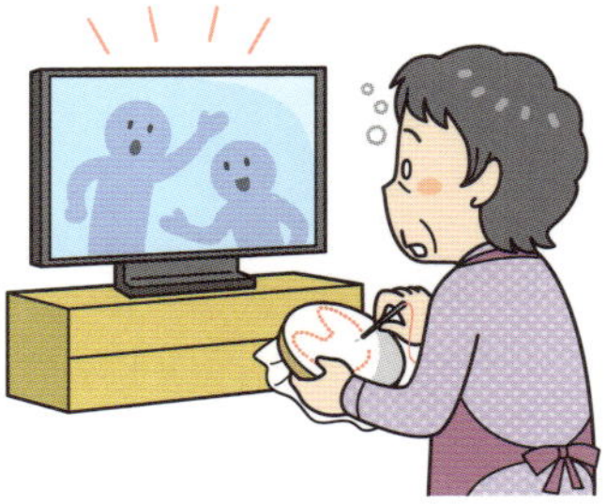

- 注意障害とは、[　　　] の機能が障害されて、[　　　] を適切に向けられない状態のことです。
- 同時に複数のことができなくなります。
- 小さな刺激でも気が散ってしまい、動作が中断されます。
- [　　　] をなくし、集中しやすい環境を整えましょう。

10　何が原因でその行動ができなくなっているのかを考えてみましょう。

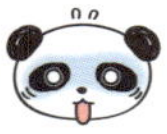

③ 高次脳機能障害…3

[　　] に合う語を選んで書き込んでみよう！（複数回使う語があります）

左　右　大脳　海馬　手順　計画　環境整備　新しい　思い出す

6 記憶障害

- 記憶は脳の内側にある [　　　　] で一時的に保存され、重要なものだけが [　　　　] に送られて、長期的な記憶となります。
- 記憶の「記銘《きめい》」「保持《ほじ》」「想起《そうき》」の３段階のいずれかが障害され、[　　　　　　] ことが覚えられなくなったり、[　　　　　　] ことができなくなる状態が記憶障害です。

7 半側空間無視

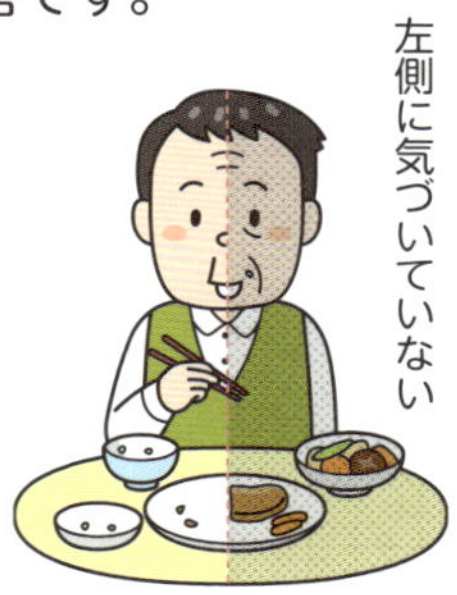

- 視力や視野に問題がないのに、片側の空間が認識できない状態。
- 多くは [　　] 側半分の空間を無視します。
- 左側の物に気づかないので、左側の物にぶつかったり、食事でお皿の左半分を残したりします。

看護のポイント

- 転倒や何かにぶつかることを避けるため、[　　　　　　] をしましょう。
- 食事は [　　] 側にセッティングしましょう。
- 患者さんに [　　] 側の認識を意識づけてもらうようにしていきましょう。

8 遂行機能障害

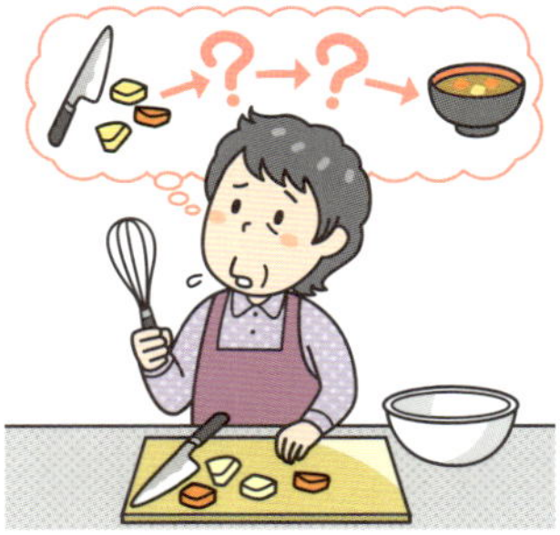

- 何かをしようとするときに、どんな方法でどのような [　　　　] ですればいいか [　　　　] して行動するという機能が障害され、段取りが悪くなります。その他に、予定外のことに臨機応変に対応できなくなる、仕事などの優先順位がつけられなくなる、計画的な買い物ができなくなることもあります。

9 社会的行動障害

- 感情のコントロールができない、我慢ができない、すぐカッとなる、周囲に興味がなく意欲がわかない、などの行動をとってしまい、社会生活が難しくなります。

できなくなったことに対して対処法を活用して、患者さんができることを増やしましょう。
周囲の人にも症状を理解してもらうことが必要です。

④ 意識障害

習得のコツ　意識とは何かを知り、意識障害のメカニズムを理解しましょう。

[　]に合う語を選んで書き込んでみよう！（複数回使う語があります）
呼吸　血圧　脈拍　体温　脳幹　視床　認識　程度　医師　覚醒度　大脳皮質　大脳全体

- 意識には次の2つがあります。
① 意識レベル（[　　　]）：覚醒しているかどうか
② [　　　]機能：自分や周囲のことをどれだけ認識しているか
　この2つのどちらか一方、また両方とも障害された状態を意識障害といいます。
- 意識は末梢からの感覚刺激を受けて[　　　]にある脳幹網様体（のうかんもうようたい）から[　　　]を通り[　　　]に伝わり覚醒状態となります。
- このため[　　]、[　　]、[　　]のどれかが障害されると意識障害が起こります。
- 意識障害があるということは、広範な[　　　　]の障害や、生命維持の中枢の[　　]の障害が考えられるため、注意が必要です。

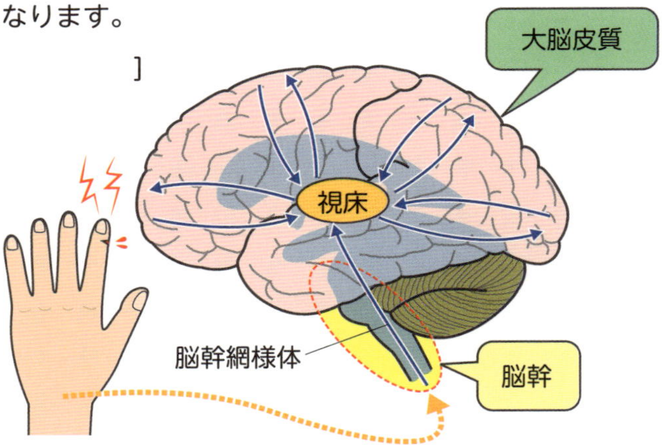

看護のポイント

- まず[　　]、[　　]、[　　]、[　　]などバイタルサインをチェックします。
- 意識障害の[　　　]を定期的に観察し、変化があれば直ちに[　　　]に報告します（観察方法は、p.17「入門編❸-1」を参照）。
- 脳の障害以外で出現する意識障害もあるため、原因のアセスメントが重要です。

意識障害はなぜ起こるのでしょう。どんな看護が必要なのかも考えていきましょうね。

⑤ 摂食・嚥下障害

習得のコツ 摂食・嚥下の過程をプロセスで理解しましょう。

[　　] に合う語を選んで書き込んでみよう！（複数回使う語があります）

5　QOL　覚醒　意識　認知　咽頭　口腔内　誤嚥性肺炎　ポジショニング

- 摂食・嚥下とは、食物の [　　　　] から始まり、食物を [　　　　　] に取り込み、[　　　　]、食道を通り胃に送るまでの過程のことで、[　　] 期に分けて考えられています。
- 脳疾患で起こる摂食・嚥下障害の原因は、[　　　　] 障害、[　　　　] 機能の低下、口腔周囲や姿勢を保つ器官の運動麻痺などがあります。
- 摂食・嚥下障害では、低栄養、脱水、[　　　　　　　　]、窒息などのリスクがあります。

●摂食・嚥下の５期プロセス

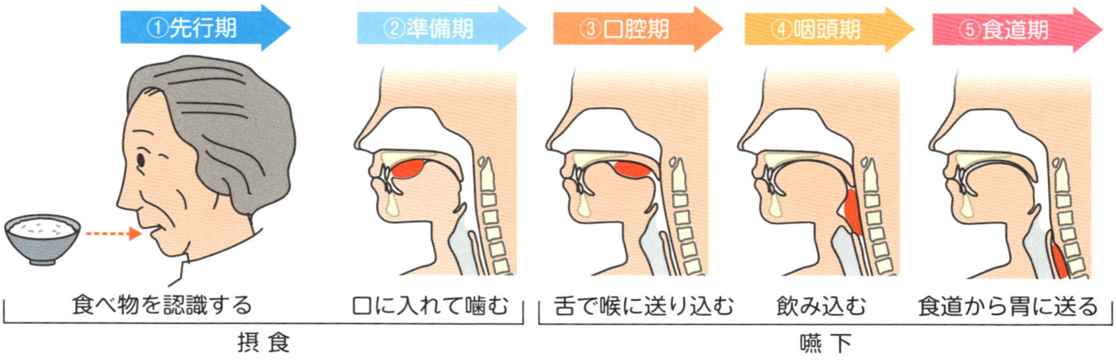

看護のポイント

- 「食べる」ことは生きるための機能であるだけでなく、楽しみや人とのつながりの場でもあるため、摂食・嚥下障害への介入は患者さんの [　　　　] に大きく影響します。
- [　　　] を促し、意識状態を改善させます。
- 安静時から、食べる姿勢の維持のための [　　　　　　　　　　] を行うことが大切です。
- 口腔内の環境（清潔保持や義歯の調整など）や口腔機能の改善を行います。
- 障害に合わせて、食べやすい食事の形態を選択します。

食べることができるようになると意欲も高まりますよ。

⑥ メンタルケア

習得のコツ 患者さんがどのような体験をしているか理解しましょう。

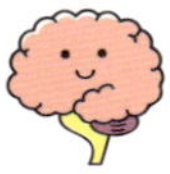

[　　] に合う語を選んで書き込んでみよう！
落胆　不安　恐怖　うつ病　とまどい　危機状態

- 突然の発症で、自分に起こっていることを理解できず [　　　　　　] を感じます。
- さまざまな症状や、脳の疾患ということで [　　　] や [　　　] に襲われます。
- 自分の身体の障害を実感しはじめると [　　　] します。
- リハビリテーションは、回復への期待とともに障害を再認識する機会でもあり、生きる意味が見出せなくなることもあります。
- 脳卒中後、[　　　　] を発症することもあります。
- 障害を抱えたまま生きていくことを、少しずつ受け入れられるようになります。
  しかし、いつでも再び [　　　　　　] に戻る可能性はあり、生活を送る中で、前に進んだり戻ったりという経過を繰り返しています。

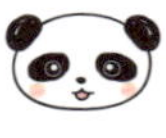

年齢や性格、障害の程度や周囲の環境など、みな背景は違うため、その患者さん自身の体験をしっかりと聞いて支援していくことがとても大切です。

入門編Ⓐ　バイタルサインの観察のポイントを理解する

① 血圧の評価と観察ポイント

習得のコツ 病態に応じた血圧コントロールを理解しましょう。

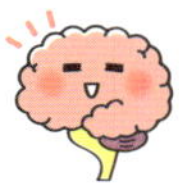

［　］に合う語を選んで書き込んでみよう！（複数回使う語があります）
徐　血液　血圧　疼痛　刺激　発熱　心臓　脳血流量　クッシング

1 血圧とは

［　　］が［　　　］を全身へ送り出す圧力のことです。血圧＝心拍出×血管抵抗

2 自動調整機能

脳には［　　］が変動しても一定の［　　　　］を保つ働きがあります。しかし、脳梗塞などによりこの脳血流自動調整機能が機能しなくなると、血圧が低下した場合、それに伴って［　　　　］も減ってしまいます。

頭蓋内圧亢進の状態では、脳血流の低下を改善しようと交感神経が刺激され、全身の［　　］を上昇させて［　　　　］を補おうとします。これを［　　　　］現象といい、［　］脈を伴います。

3 疾患（急性期）・病態に応じた血圧コントロール

疾患名	血圧管理のポイント
脳梗塞	収縮期血圧＞220mmHg または拡張期血圧＞120mmHg が持続する場合や、大動脈解離・急性期心筋梗塞・心不全・腎不全などが合併している場合は慎重な降圧療法を行うことが考慮される。
脳出血	できるだけ早期に収縮期血圧を140mmHg 未満に降圧し、7日間維持する。
くも膜下出血	軽症、中等症では収縮期血圧を160mmHg 未満に降圧する。

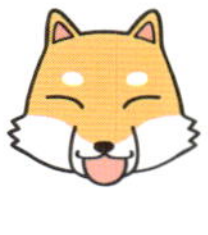

- 脳出血やくも膜下出血では再出血予防のため血圧を低めに維持させます。
- 脳梗塞の場合、血圧低下は脳血流を低下させ梗塞巣拡大につながるため積極的な降圧は行いません。

● 血圧上昇因子

［　　］、苦痛、［　　］、体動、［　　］などがあげられ、降圧薬の投与のほかにも血圧を上昇させる因子の除去が必要です。

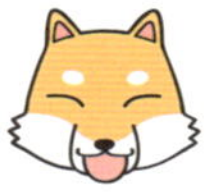

看護のポイント
血圧上昇時はやみくもに血圧を下げるのではなく、血圧上昇の原因を検索し病態を考慮して対応しましょう。

基本的な変化について理解しましょう。

入門編Ⓐ　バイタルサインの観察のポイントを理解する

②体温・脈拍・呼吸の変化を理解する

習得のコツ 基本的な変化について理解しましょう。

[　]に合う語を選んで書き込んでみよう！（複数回使う語があります）
橋　酸素　中枢　延髄　脳梗塞　脳浮腫　視床下部　クーリング　循環血液量

1 体温

- 体温は、[　　　]にある温中枢と冷中枢が調整しているため、その部位が障害されると体温調節ができず、[　　]性の発熱がみられます。
- 発熱は脳の[　　]やエネルギーの消費を増加させ、[　　　]を引き起こします。
- 体温上昇による発汗から脱水を引き起こし、[　　　　]が減少すると[　　　]のリスクが高まります。

部 位	体 温
腋窩	36～36.7℃
口腔・粘膜	36.5～37℃
直腸	37～37.5℃

中枢性熱の特徴と看護
- 四肢冷感、体幹部や頚部、顔面が赤くほてります。
- 解熱剤の効果が乏しいため[　　　　　]で対応しましょう。

2 脈拍

- 成人の安静時脈拍：60～100回/分
- 脳卒中を引き起こす不整脈・心房細動、洞不全症候群、完全房室ブロック、心房頻拍に注意し、モニタリングが必要です。

3 呼吸

- 成人の呼吸回数：15～20回/分
- 脳では体内に取り入れた酸素の20～25%を消費し、[　　]の取り込みが少ないと脳へ大きく影響を与えます。
- 呼吸中枢は[　　]と[　　]に存在します。
- 大脳皮質や[　　　　]も呼吸リズムに影響を与えます。

チェーン・ストークス呼吸／失調性呼吸／間脳／中枢・橋上部／橋下部／延髄／中枢性過呼吸／群発性呼吸

急性期脳卒中の患者さんでは血圧、脈、心電図を継続的にモニタリングすることが勧められています。

異常呼吸

- 脳の障害を受ける場所によって、さまざまな異常呼吸（上図）が引き起こされます。

異常な変化があれば先輩ナースに報告しましょう！

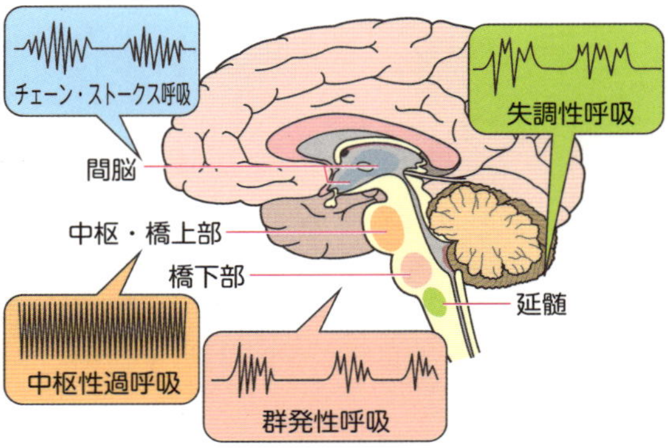

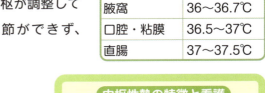

① 意識レベルの評価を理解する

習得のコツ 意識レベルの評価は2種類の方法を用います。日本ではJCSが一般的です。

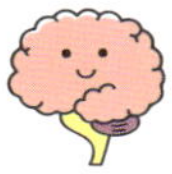

【　】に合う語を選んで書き込んでみよう！
3　低い　高い

1 JCS（ジャパンコーマスケール）

- おもに日本で広く使用されます。
- 覚醒の程度によって、Ⅰ（1桁）、Ⅱ（2桁）、Ⅲ（3桁）の3段階に分け、それをさらに［　］段階に分けます。
- 数字が［　］ほど重症です。
- 弱い刺激から観察し、徐々に強い刺激に変えていきます。

〈表記例〉「JCS-10」

2 GCS（グラスゴーコーマスケール）

- 世界中で使用されます。
- 開眼機能（E）・言語機能（V）・運動機能（M）をそれぞれ点数化し、合計します。
- 最良は15点、最低は3点となります。JCSと異なり、数字が［　］ほど重症です。

〈表記例〉「8（E1、V3、M4）」

3 観察方法　【動画1：JCS観察】

動画1

●Japan Coma Scale（JCS）

Ⅰ	刺激しなくても覚醒している状態（せん妄・混濁）
1.	だいたい清明だが、いまひとつはっきりしない（1）
2.	見当識障害がある（2）
3.	自分の名前、生年月日が言えない（3）
Ⅱ	刺激すると覚醒し、刺激をやめると眠り込む状態（昏迷・傾眠）
1.	普通の呼びかけで開眼する（10）
2.	大きな声、または全身を揺さぶることにより開眼する（20）
3.	痛み刺激を加え、呼びかけるとかろうじて開眼する（30）
Ⅲ	刺激しても覚醒しない状態（昏睡・半昏睡）
1.	痛み刺激に対し、払いのけるような動作をする（100）
2.	痛み刺激で手足を動かしたり、顔をしかめたりする（200）
3.	痛み刺激に反応しない（300）

●Glasgow Coma Scale（GCS）

観察項目	反応	スコア
開眼（E） (eye opening)	自発的に開眼する	4
	呼びかけにより開眼する	3
	痛み刺激により開眼する	2
	まったく開眼しない	1
最良言語反応（V） (best verval response)	見当識あり	5
	混乱した会話	4
	混乱した言葉	3
	理解不明の音声	2
	まったくなし	1
最良運動反応（M） (best motor response)	命令に従う	6
	疼痛部を認識する	5
	痛みに対して逃避する	4
	異常屈曲	3
	伸展する	2
	まったくなし	1

意識レベルの確認は脳外科看護師の必須項目だよ！

JCSとGCSの表を持ち歩くと便利だよ。

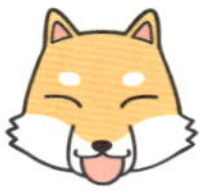

入門編 B　神経症状の見方を理解する

2 瞳孔と眼球運動の見方を理解する

習得のコツ　瞳孔は、瞳孔の大きさ、対光反射、左右差などを観察します。

[　　] に合う語を選んで書き込んでみよう！
動眼　外側　反対　障害側　自然光　共同偏視　対光反射　脳ヘルニア

1 瞳孔（対光反射・瞳孔不同）

①まず瞳孔の大きさを観察します。対光反射を確認する前の [　　　　] で評価します。

②次に瞳孔に光を当て、[　　　　] を観察します。

	直接：光を当てた側の瞳孔の変化をみる			間接：光を当てた側とは反対側の瞳孔の変化をみる	
	正常	縮瞳	散瞳	瞳孔不同	針先瞳孔
評価	直径2.5〜4mm	直径2mm以下	直径5mm以下	左右差0.5mm以上	両側の著しい縮瞳

● 瞳孔不同の原因：[　　　　]、脳動脈瘤（内頸動脈、内頸動脈・後交通動脈分岐部など）、腫瘍などが、[　　　] 神経を圧迫することにより起こります。糖尿病でも起こります。

瞳孔観察のポイント
● 急に瞳孔に光を入れないように、[　　　] から光を当て、少しずつ内側に光を入れます。
● 瞳孔を見る時は専用のペンライトを使用します。

2 眼球運動（共同偏視）　【動画2：瞳孔の観察】

● [　　　　] とは、両目が同じ方向または対称性を持ち、偏って位置する状態のことです。

● けいれん時は刺激を受けた場所と [　　　] に眼球偏位が起こります。脳病変では、障害側からの刺激がなくなるため、[　　　] を見るように眼球偏位が起こります。

動画2

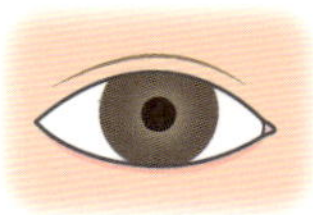

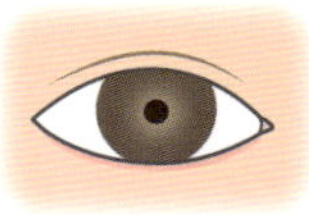

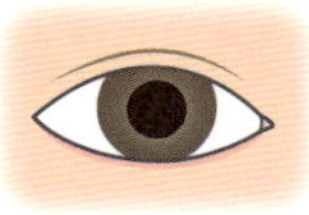

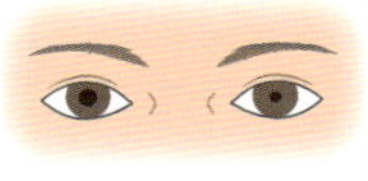

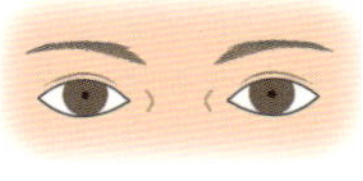

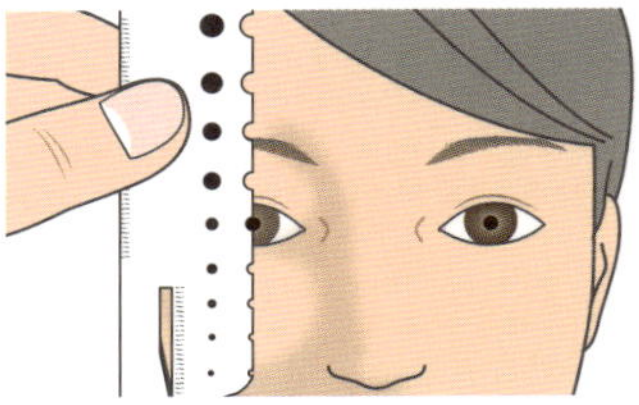

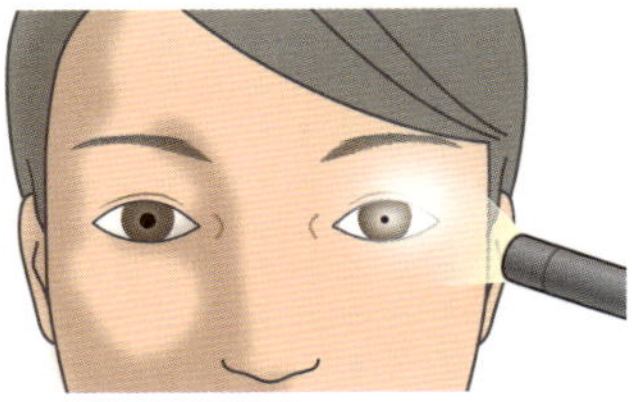

対光反射をみる際、ペンライトなどの近くのものを見つめると、輻輳反射により縮瞳するため、遠くを見つめてもらいます。

瞳孔の観察は毎日すると慣れてくるよ！

③ 運動麻痺の評価を理解する…1

習得のコツ 運動麻痺を理解し、障害部位を把握しましょう。

[　　] に合う語を選んで書き込んでみよう！
脳幹　内包　運動野

1 運動麻痺の原因

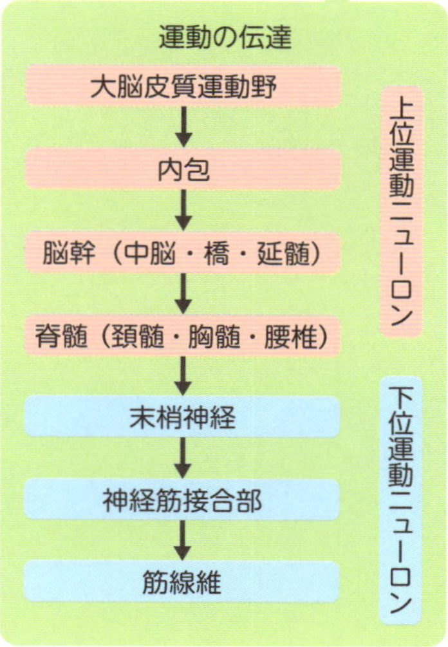

- 運動は、大脳皮質の [　　　　] からの指令が [　　　]、[　　　]、脊髄、末梢神経を通り、筋線維まで伝達されて起こります。
- 運動麻痺の原因は、この運動を伝達する運動システムのどこかに病変が生じ、随意運動が障害されることです。
- 麻痺の程度によって「完全麻痺」と「不全麻痺」、さらに筋力低下のみられる身体部位に応じて「単麻痺」「片《かた(へん)》麻《ま》痺《ひ》」「対《つい》麻《ま》痺《ひ》」「四肢麻痺」のように分類されます。

	単麻痺	片麻痺	対麻痺	四肢麻痺
症　状	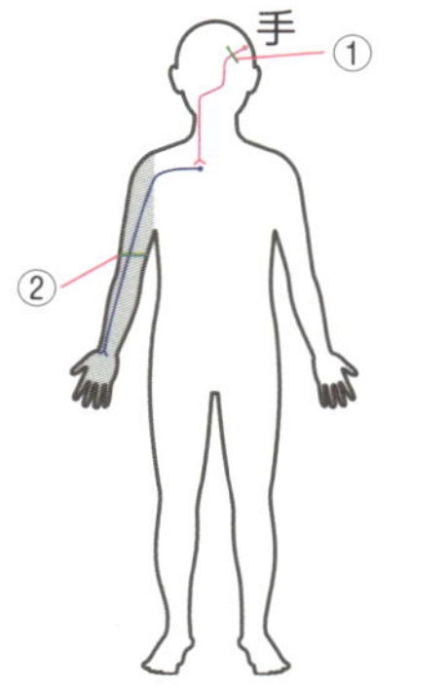 ● 四肢の一肢だけの麻痺	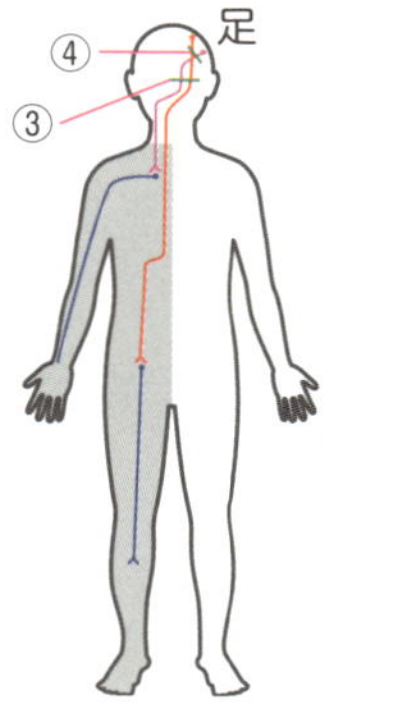 ● 一側の上下肢の麻痺	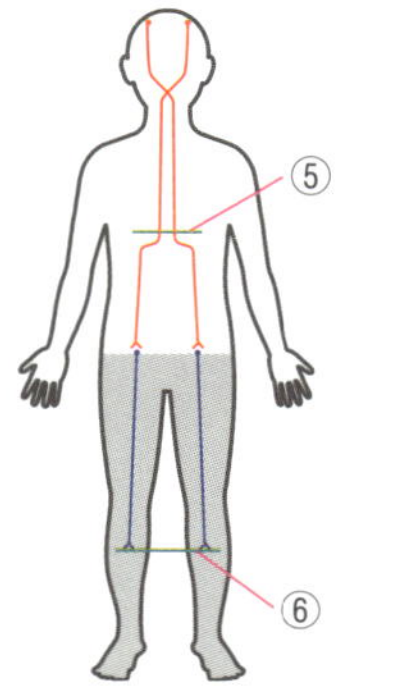 ● 両側の下肢の麻痺	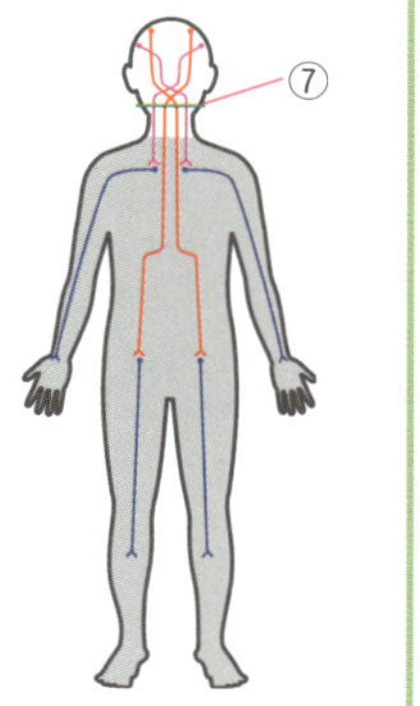 ● 四肢すべての麻痺
障害部位の例	①大脳皮質運動野 ②下位運動ニューロン（末梢神経障害も含む）など	③内包 ④大脳皮質運動野　など	⑤脊髄（胸髄以下） ⑥筋　など	⑦橋、上位頸髄　など

③運動麻痺の評価を理解する…2

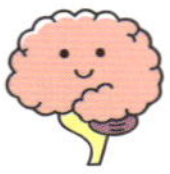

[　　] に合う語を選んで書き込んでみよう！

3　45　4・5　運動麻痺　下垂　回内　腹臥位

2 筋力の見方（徒《と》手《しゅ》筋《きん》力《りょく》テスト：MMT）

- [　　　　　　] を評価する方法の１つとして一般的に使用されます。
- 0〜5 の６段階で評価します。重力に逆らって動かすことができれば、スコア [　　] 以上となります。

スコア	評価基準
5（Normal）	正常。筋力低下なし
4（Good）	軽度筋力低下あり。5と3の間
3（Fair）	重力に反して動かせる。臥位状態ならベッドから持ち上げられる
2（Poor）	重力がかからなければ動かせる。ベッド上をはわせて動かせる
1（Trace）	筋収縮は認められるが、関節運動は起こらない
0（Zero）	筋収縮なし

3 バレー徴候（第５指徴候）の見方

①上肢のバレー徴候

- 閉眼し、手のひらを上に向けて胸の前でしっかりと伸ばし、水平を保つように指示します。
- 麻痺側は [　　　] や [　　　] が見られ次第に落ちていきます。

②下肢のバレー徴候

- [　　　　　] で、両下肢が接しないように、両膝関節を [　　] 度に曲げて保つように指示します。
- 麻痺側は揺れたり、だんだん下に下がっていったりします。

③第５指徴候

- 手のひらを上向きにして両上肢を水平前方に伸ばすと、麻痺側の第 [　　　　] 指の間が開く徴候をいいます。

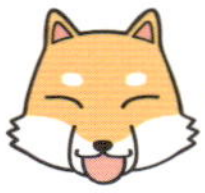

筋力の低下は病状の変化を示している可能性があるので、他にも変化がないか観察して医師に報告をしましょう。

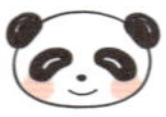

医師やリハビリスタッフの評価も確認してみましょう。

③ 運動麻痺の評価を理解する…3

［　　］に合う語を選んで書き込んでみよう！
90　仰臥位

	正常	異常
上肢	● 閉眼し、手のひらを上にして上肢を前方へ伸展、水平挙上した肢位をしばらく保つよう指示する。 ● 肢位を維持できる。 ● 上肢のバレー徴候（−）	 ● 麻痺側の上肢の下降、前腕の回内、肘関節の屈曲がみられる。 ● 上肢のバレー徴候（＋）
下肢	● 腹臥位で、両下肢が接しないように両膝関節を45度に曲げた肢位をしばらく保つよう指示する。 ● 肢位を維持できる。 ● 下肢のバレー徴候（−）	 ゆれもみられる ● 麻痺側の下肢の下降、ゆれがみられる。 ● 下肢のバレー徴候（＋）

④ ミンガッチーニ徴候

● ［　　　　］で、両下肢を股関節と膝関節ともに［　　］度に屈曲した肢位を保つよう指示します。

● 麻痺側は、大腿や下腿がだんだん下に下がっていきます。

	正常	異常
	● 肢位を維持できる。 ● 下肢のミンガッチーニ徴候（−）	● 麻痺側の大腿、下腿がともに下降する。 ● 下肢のミンガッチーニ徴候（＋）

麻痺の経時的変化にも着目しましょう。

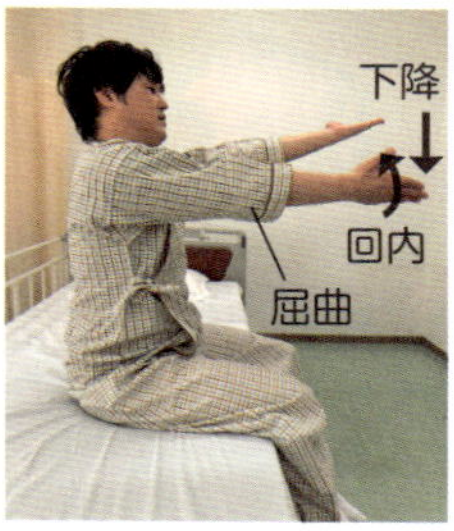

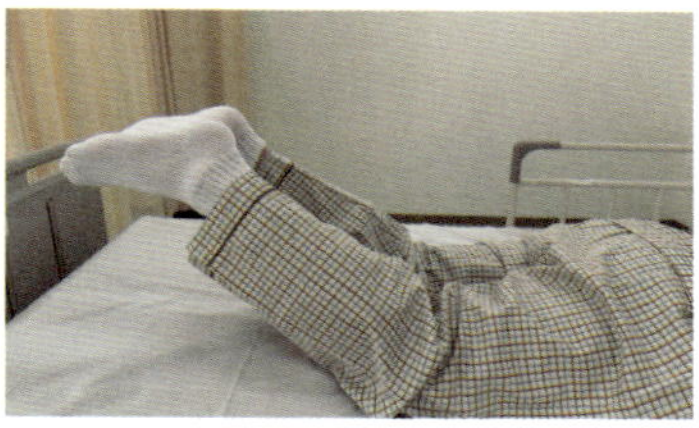

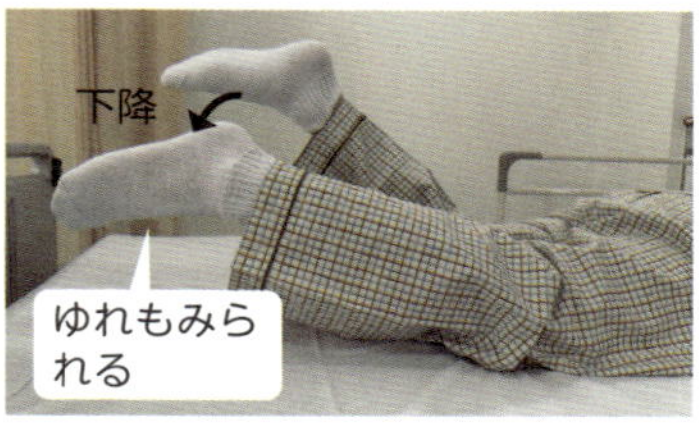

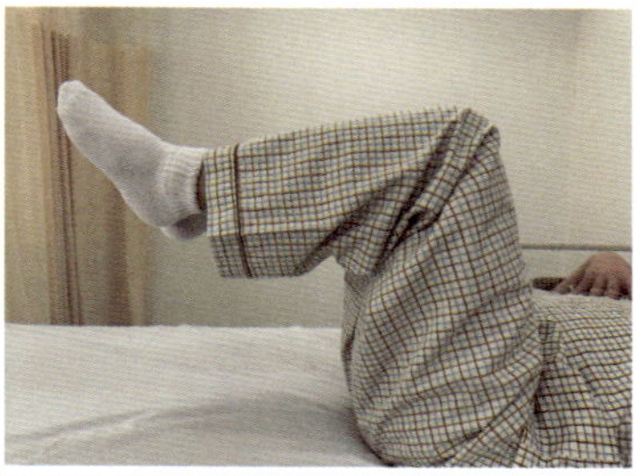

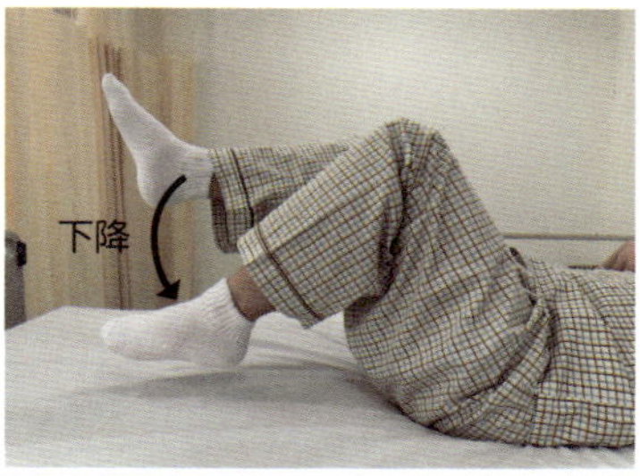

④脳卒中急性期評価（NIHSS）を理解する…1

習得のコツ 評価項目がたくさんありますが、項目ごとに理解していきましょう。

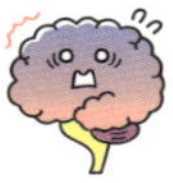

[　　] に合う語を選んで書き込んでみよう！
高く　急性期　意識障害　rt-PA 静注療法

1 脳卒中急性期評価（NIHSS）とは

- NIHSS は、[　　　　] に用いられる総合的な神経学的重症度を評価するスケールです。[　　　　　　]、視野、運動、知覚、言語など 15 項目に分かれています。
- 脳梗塞の血栓溶解療法（[　　　　　　　　　　]）の際には必ず評価します。
- 0 点が正常で、点数が [　　　] なるほど重症となります。

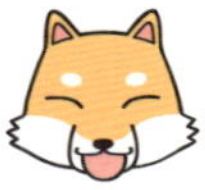

評価時の決まりごと

- 必ず項目順に行い、結果をすぐに記録し、迅速に進める。
- 検査済みの項目に戻って評点を変えてはならない。
- 各項目に定められている方法に従って評価する。
- 患者が実際に遂行したことに基づいて行い、推測で評価しない。
- 繰り返し要求して、患者を指導したり、がんばらせない。

2 観察方法

1a　意識水準 全体的な覚醒度の評価	□0：完全覚醒　□1：簡単な刺激で覚醒 □2：繰り返し刺激、強い刺激で覚醒　□3：完全に無反応 声をかける前に、開眼しているかどうか確認する。
1b　意識障害—質問 (今月の月名及び年齢)	□0：両方正解　□1：片方正解　□2：両方不正解 患者に「月」と「年齢」を質問する。ヒントは出さない。
1c　意識障害—従命 「開閉眼」、「手を握る・開く」の一段階命令に従えるかどうかの評価	□0：両方正解　□1：片方正解　□2：両方不正解 把握反射によって握ってしまう場合があるため、看護師の手を握らせて検査しない。
2　最良の注視	□0：正常　□1：部分的注視視野　□2：完全注視麻痺 ペンなどを目だけで追いかけるよう指示する。 顔を動かしてしまう場合は頭部を軽く押さえる。

最初は時間がかかりますが、確実に観察できることをめざしましょうね。

④ 脳卒中急性期評価（NIHSS）を理解する…2

<table>
<tr><td>3　視野
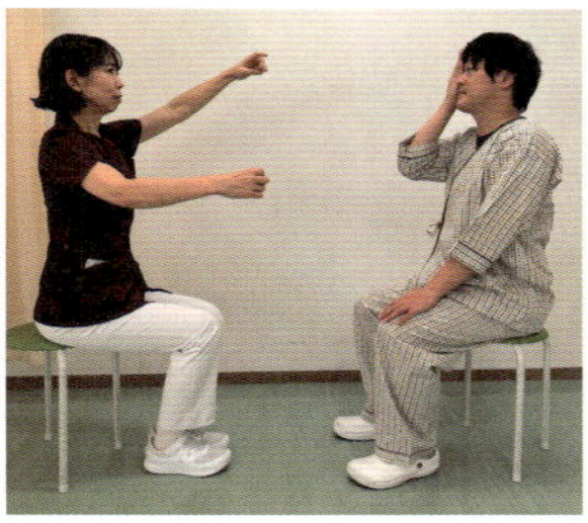</td><td>□0：視野欠損なし　□1：部分的半盲　□2：完全半盲
□3：両側性半盲
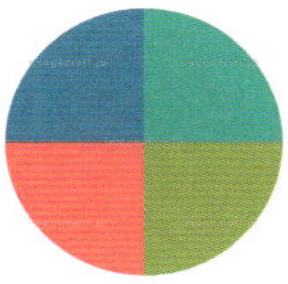
対座法で片眼ずつ、視野を上下左右4分割して検査する。
患者の顔の正面で向き合い、患者と検者の視野を合わせ、患者との中間点で手を動かして見えるか確認する。</td></tr>
<tr><td>4　顔面麻痺
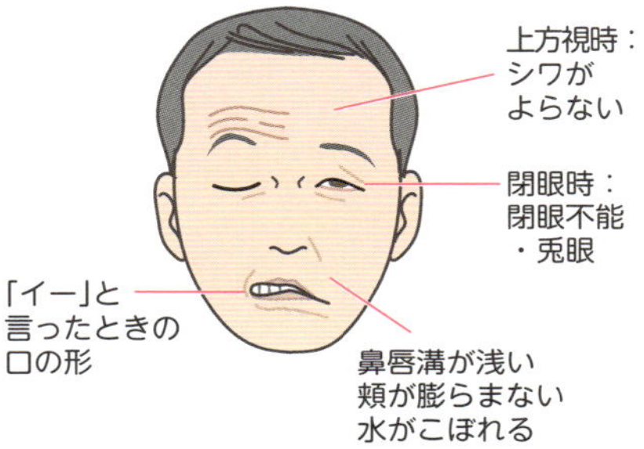
</td><td>□0：正常　□1：軽度の麻痺　□2：部分的麻痺
□3：完全麻痺
大きく目を開く、眉を挙げてもらう→顔面の上半分の評価
歯を見せる、「イー」と言ってもらう→顔面の下半分の評価</td></tr>
<tr><td>5　上肢の運動（右）
臥床時は45度
座位時は90度
に挙上した状態で10秒保持できるか評価</td><td>□0：90度を10秒保持可能（下垂なし）
□1：90度を保持できるが、10秒以内に下垂
□2：90度の挙上または保持ができない
□3：重力に抗して動かない
□4：全く動きが見られない</td></tr>
<tr><td>上肢の運動（左）</td><td>□0：90度を10秒保持可能（下垂なし）
□1：90度を保持できるが、10秒以内に下垂
□2：90度の挙上または保持ができない
□3：重力に抗して動かない
□4：全く動きが見られない</td></tr>
<tr><td>6　下肢の運動（右）
仰臥位で膝を伸ばし、30度挙上した状態で5秒保持できるか評価</td><td>□0：30度を5秒保持可能（下垂なし）
□1：30度を保持できるが、5秒以内に下垂
□2：重力に抗して動きがみられる
□3：重力に抗して動かない
□4：全く動きが見られない</td></tr>
<tr><td>下肢の運動（左）</td><td>□0：30度を5秒保持可能（下垂なし）
□1：30度を保持できるが、5秒以内に下垂
□2：重力に抗して動きがみられる
□3：重力に抗して動かない
□4：全く動きが見られない</td></tr>
</table>

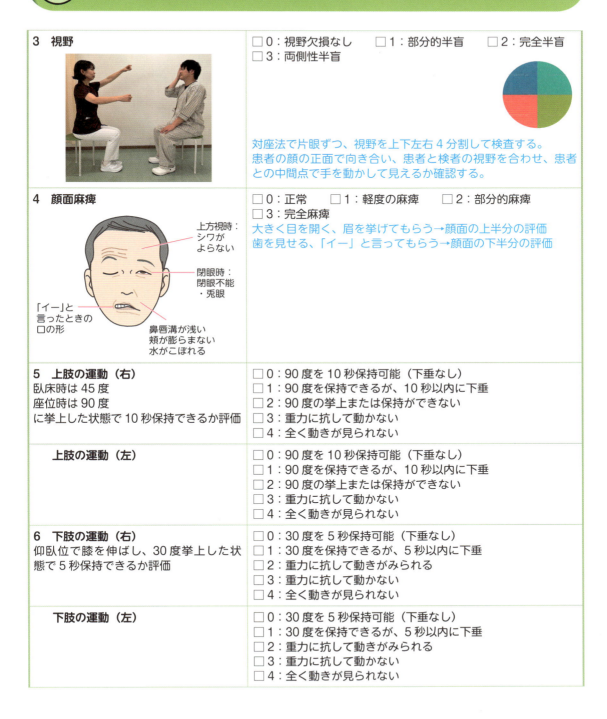

④ 脳卒中急性期評価（NIHSS）を理解する…3

7　運動失調 上肢は指鼻指試験を行う。 下肢は膝踵試験を行う。	□0：なし　　□1：1肢　　□2：2肢
8　感覚 つまようじなどで、上肢、下肢、体幹、顔面などに痛刺激を与えて検査する。	□0：障害なし　□1：軽度から中等度　□2：重度から完全 糖尿病患者など末梢神経障害がある場合があるので、末梢は避け、体幹や顔で検査を行う。
9　最良の言語 失語の有無・程度を評価	□0：失語なし　　□1：軽度か中等度　　□2：重度の失語 □3：無言、全失語 ①「絵カード」を見せ、絵の中で起こっていることを尋ねる。 ②「呼称カード」を見せ、書かれている物の名前を尋ねる。 ③「文章カード」を見せ、文章を読んでもらう。
10　構音障害	□0：正常　　□1：軽度から中等度　　□2：重度 構音障害判定用の「単語カード」を読んでもらう。
11　消去現象と注意障害 視覚、触覚や空間に対する注意障害の評価	□0：異常なし □1：視覚、触覚、聴覚、視空間、または自己身体に対する不注意、あるいは1つの感覚様式で2点同時刺激に対する消去現象 □2：重度の半側不注意あるいは2つ以上の感覚様式に対する半側不注意 視覚的、皮膚への感覚的、あるいは聴覚的な刺激を、左右両側に同時に行い、両側とも認識できるかを見る。 検査する刺激は、これまでの評価で異常がないことを確認したものを選ぶ。

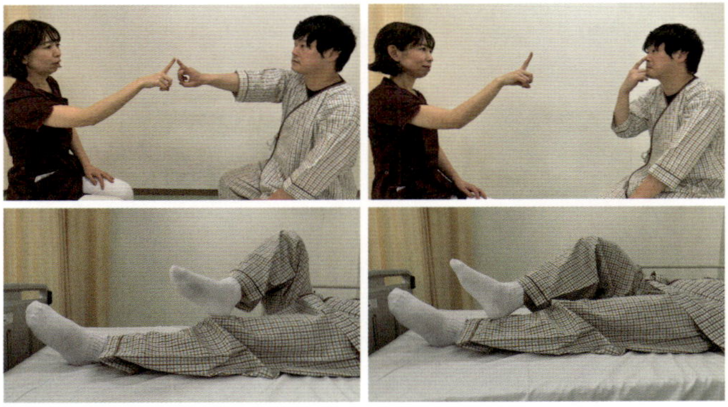

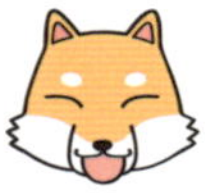

NIHSSの評価に困った場合は、先輩に相談をして小さな変化も見逃さないようにしましょう。

経験を積むことで、自信を持って関わることができますよ。

① 頭部CT（コンピューター断層撮影）

習得のコツ 足側から頭部へ眺める状態で脳を輪切りした画像を見ます。

［　］に合う語を選んで書き込んでみよう！（複数回使う語があります）
黒く　白く　出血　放射線被曝

- X線を使用した検査で、単純撮影は数分で終了します。
- 緊急時やスクリーニングに活用されるデジタル画像撮影検査です。
- ［　　　］部位が白く映り、［　　　］病変の評価に優れています。
- 体内金属（ペースメーカー等）があっても撮影可能です。
- ［　　　　　　］を伴うため妊婦の撮影は禁忌です。
- 眼球の水晶体への被曝による白内障の発生の可能性があり配慮が必要です。

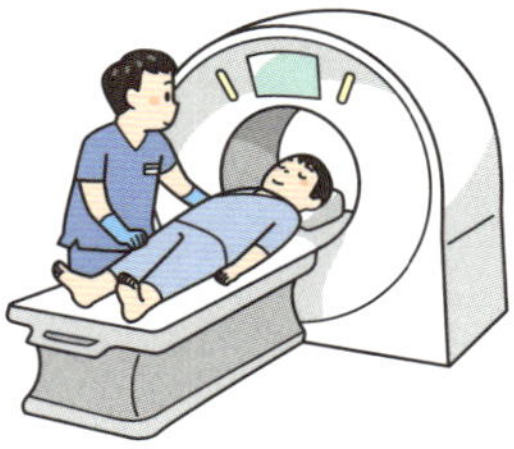

CT読影のポイント
- 頭部CTでは脳白質とほぼ等しい濃淡を示す領域を等吸収域（とうきゅうしゅういき）といいます。
  空気が［　　　］、水分は［　　　］映ります。
- 脳内が白く（高吸収域（こうきゅうしゅういき））描出された場合：急性期の出血、頭蓋骨、石灰化
- 脳内が黒く（低吸収域（ていきゅうしゅういき））描出された場合：発症数日の脳梗塞、空気、髄液、脂肪、浮腫

正常　　　　　　　　脳出血　　　　　　　　脳梗塞（心原性脳塞栓症）

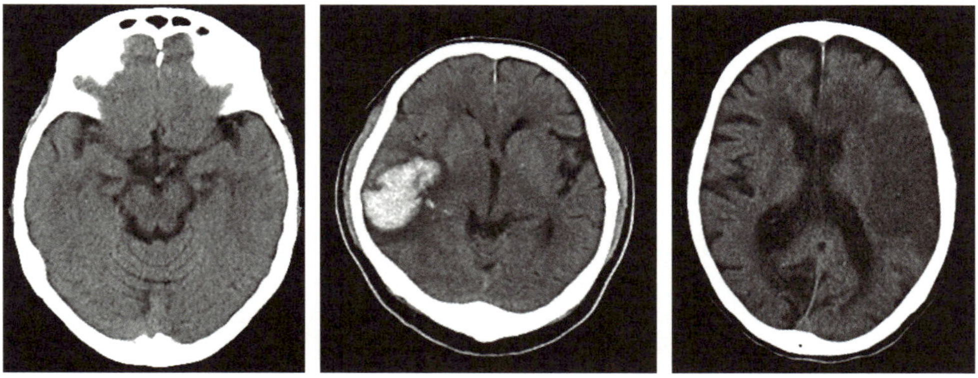

骨は白、脳室やくも膜下腔は黒に表示される。

発症早期の脳梗塞では黒く映らない（発症から6時間以上の経過が必要）ため、脳梗塞が疑われる場合はMRIを撮影します。

検査後は必ず自分の目でも画像を確認してみましょう！

② 頭部 MRI（磁気共鳴画像）…1

習得のコツ MRI 画像の種類によって描出のされ方が違うため特徴を理解しましょう。

[　]に合う語を選んで書き込んでみよう！
磁気　金属類　急性期

- 強い［　　　］と電波（ラジオ波）を利用して脳の解剖を精密に見る画像検査です。
- 時間を要し、大きな音が発生するため閉所恐怖症の患者さんや小児には配慮が必要です。
- 検査前の問診が重要で、検査室内は強力な磁場が発生するため［　　　　］を持ち込まないよう十分に注意が必要です。
- ペースメーカー、人工内耳、補聴器など体内外に金属を有する患者さんは禁忌です。

ほかにもメイクや刺青、貼付薬にも金属が含まれることがあり、熱傷や腫れることがあるので注意が必要です。

● 画像の種類

- **T1 強調画像**：CT 画像と同様に描出されます。
- **T2 強調画像**：T1 強調画像が白黒反転して描出されます。
- **拡散強調画像（DWI）**：もっとも早く脳梗塞の画像が描出され、［　　　　］の脳梗塞が白く描出されます。

急性期の脳梗塞は DWI、出血は CT で診断と覚えましょう！

正常な患者の頭部 MRI（T1 強調画像）

正常な患者の頭部 MRI（T2 強調画像）

ラクナ梗塞 DWI 画像

先輩の行動や声掛けも参考にしてみましょう。

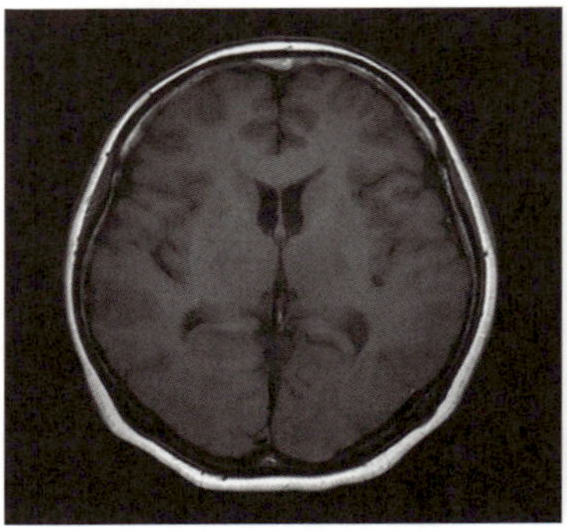

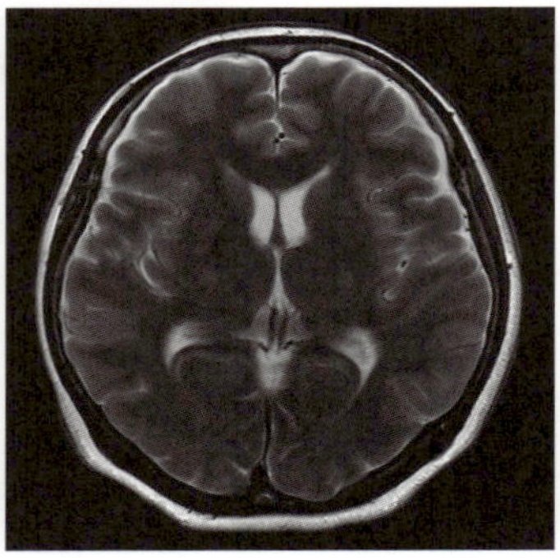

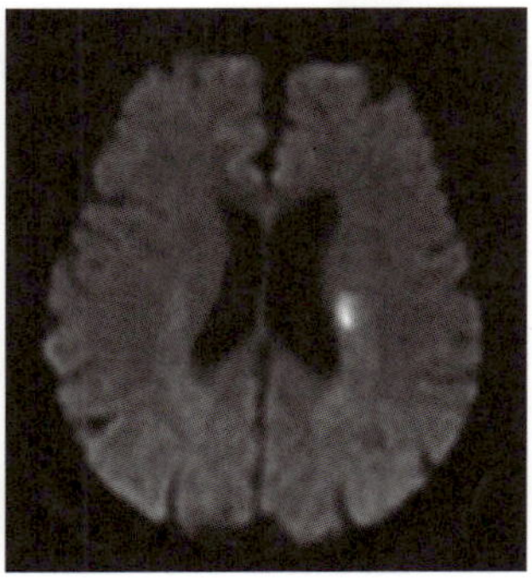

② 頭部 MRI（磁気共鳴画像）…2

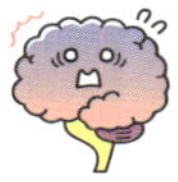

次の MRA の血管に色を塗ってみよう！

●MRA（磁気共鳴血管撮影）

- MRA は、造影剤を使用せず脳動脈瘤、血管奇形、動脈硬化などの血管の形態を観察できます。

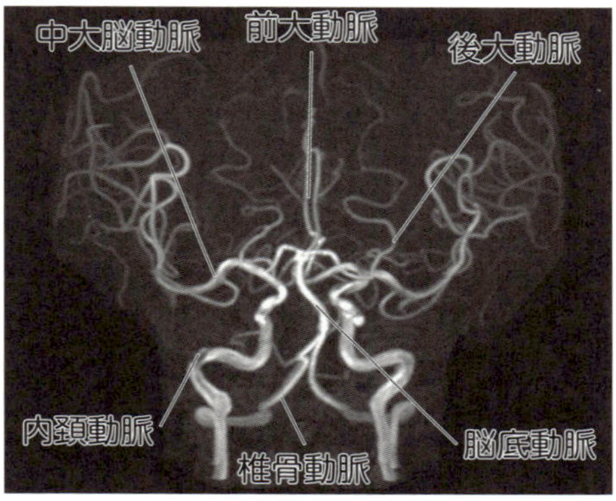

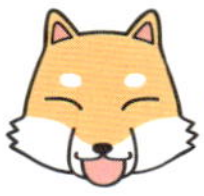

患者さんにとって苦痛を生じやすい検査です。気持ちを理解し、声掛けを心がけましょう。

p.34 も見ながら血管がわかるといいですね。

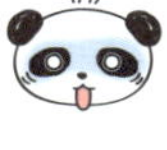

基礎編A　脳神経の解剖生理を理解する

① 脳の構造を理解する…1

習得のコツ 見方によって異なる脳の部分を立体的にイメージしながら理解しましょう。

[　　]に合う語を選んで書き込んでみよう！（複数回使う語があります）

角回　大脳　小脳　脳幹　縁上回　前頭葉　頭頂葉　側頭葉　後頭葉　中心前回　中心後回　シルビウス裂　中心溝

1 脳の解剖（脳の表面）

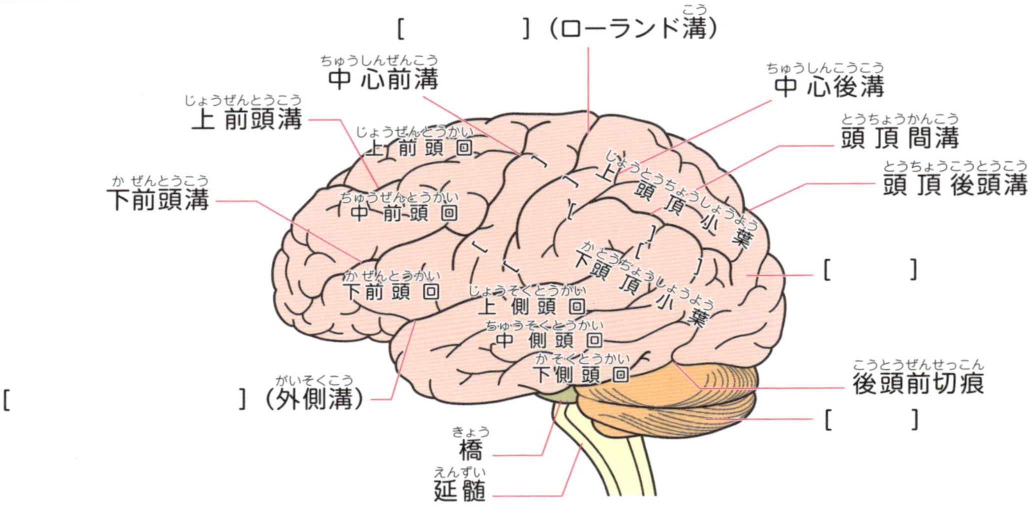

2 大脳皮質

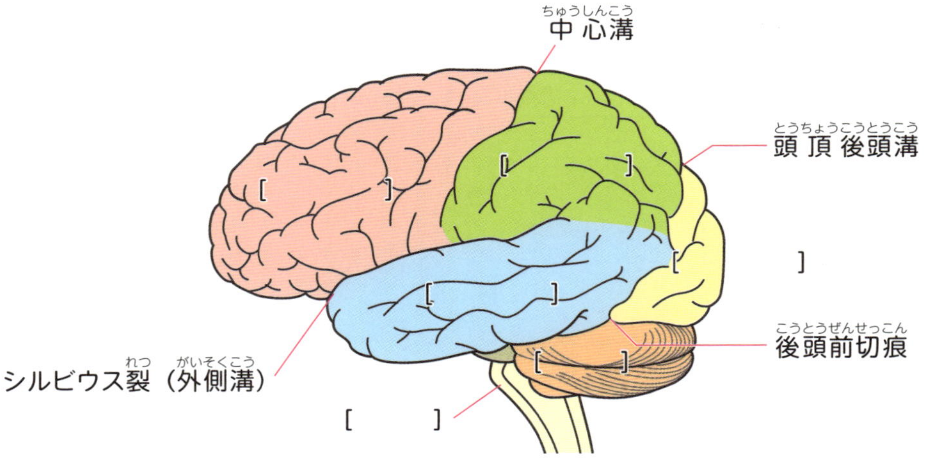

覚えることはたくさんありますが、経験とともに少しずつ積み重ねていけたら上出来です。

基礎編Ⓐ　脳神経の解剖生理を理解する

① 脳の構造を理解する…2

[　]に合う語を選んで書き込んでみよう！

橋　脳梁　視床　被殻　中脳　延髄　脳弓　尾状核　中心溝　脈絡叢

3 矢状断（大脳半球の内部構造）

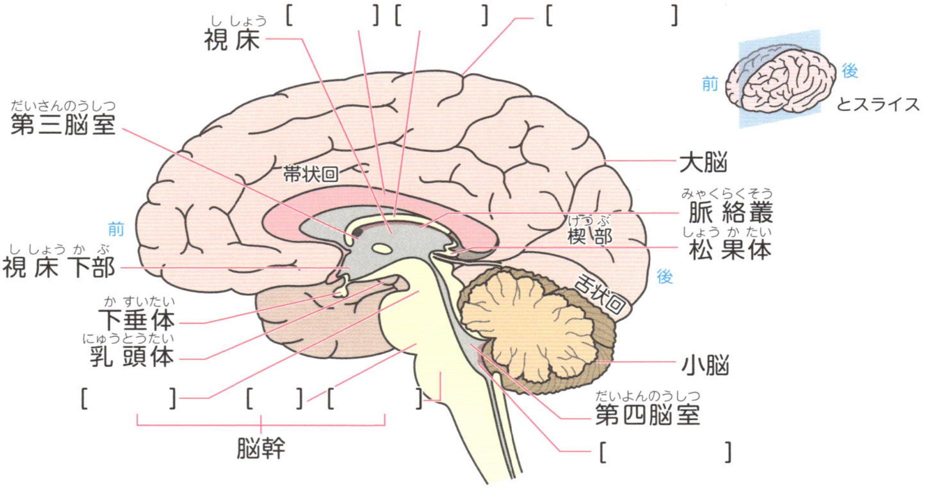

実際にはMRIやCTなどの画像を見ることが多いので、画像から場所をイメージできるようになると楽しくなります。

4 冠状断（大脳半球の内部構造）

脳の構造は複雑に感じますが、イメージしてみましょう。

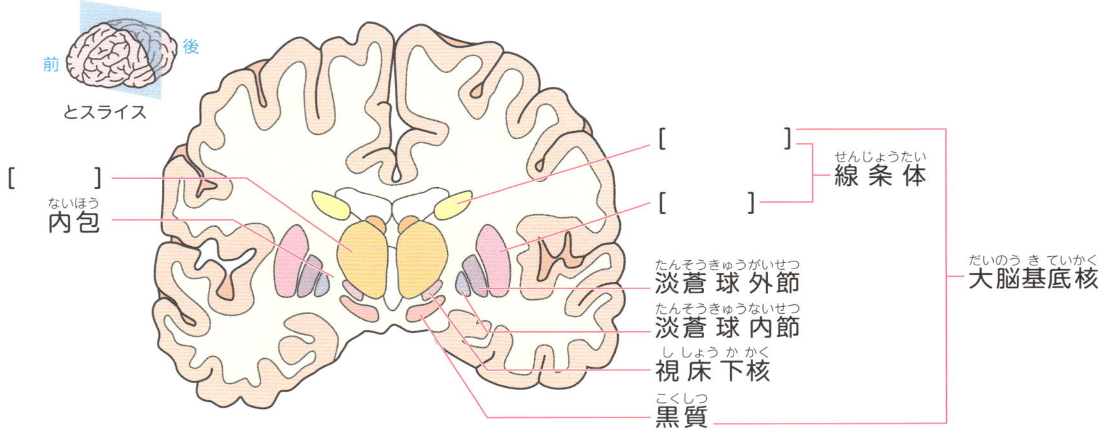

基礎編Ⓐ　脳神経の解剖生理を理解する

② 脳の代表部位、働き、現れる障害を理解する

習得のコツ 各葉にはそれぞれたくさんの機能があるので、部位ごとの大まかな特徴を捉えましょう。

[　　] に合う語を選んで書き込んでみよう！

小脳　視覚前野　ブローカ野　一次視覚野　一次聴覚野　一次運動野　高次運動野
体性感覚野　前頭連合野　頭頂連合野　側頭連合野　ウェルニッケ野　中脳､橋､延髄

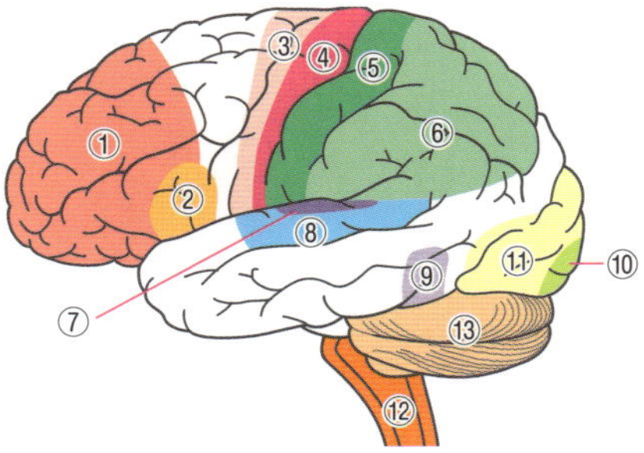

葉	代表部位	主な働き	障害による主な症状
前頭葉	①[　　]	側頭連合野、頭頂連合野からの情報を統合し、人間らしい思考力・創造性、感情や意欲・抑制、社会性に関わる高次脳機能	・高次脳機能障害（意欲低下、注意障害、脱抑制、易怒性など）
	②[　　]	発語、書字などの運動性言語に関わる	・運動性失語（ブローカ失語）
	③[　　]	自発的に、もしくは外界からの情報を基に適切な動作や運動を準備する	・自発的な運動の開始や発語への障害
	④[　　]	（高次運動野で準備された）動作や運動を随意的に実行する	・麻痺などの錐体外路障害
頭頂葉	⑤[　　]	温痛覚、触覚、深部感覚に関わる	・感覚障害や身体部位失認
	⑥[　　]	視覚、聴覚、体性感覚などを統合、認識し物体認識（それが何であるか）や空間認識（どこにあるか）を行う	・半側空間無視（見えていても認識できない） ・失行（手順や行うべき動作が行えない） ・失認（物体の認識ができない） ・失読失書（読み書きできない）
側頭葉	⑦[　　]	耳から情報を受け取って認識する	・幻聴 ・皮質ろう
	⑧[　　]	言語を理解する	・感覚性失語（ウェルニッケ失語）
	⑨[　　]	視覚情報に基づく物体認識や聴覚情報処理、記憶に関わる	・視覚性失認（物体失認・相貌失認）
後頭葉	⑩[　　]	視覚情報から色、大きさ、形、動き、透明さなどを感じて各情報をより高次の視覚野へ送る	・同名性半盲 ・Anton 症候群
	⑪[　　]	一次視覚野から受け取った視覚情報を処理・統合し、側頭連合野・頭頂連合野へ送り物体認識や空間認知を行う	・物体失認 ・相貌失認 ・色彩失認　などの失認
脳幹	⑫[　　]	（他の中枢神経との間にさまざまな入出力路を有し、）意識レベルや呼吸・循環調節といった生命維持に関与する。また、嚥下機能や嘔吐中枢に関与する	・動眼神経・外転神経の障害 ・運動麻痺 ・嚥下障害 ・顔面神経障害
小脳	⑬[　　]	四肢・体幹の動きの調節や平衡、眼球運動の調節に関わる	・四肢の協調運動障害　・構音障害 ・体幹失調　・歩行障害　・平衡障害 ・めまい　・眼振

障害の部位と患者さんの実際の症状を照らし合わせていけば、頭に入りやすいですよ。

③ 12神経と機能を理解する…1

習得のコツ 12神経は、覚え方がいくつかあるので、覚えやすいと感じたもので印象付けて覚えるといいでしょう。

[　　] に合う語を選んで書き込んでみよう！
聴神経　嗅神経　視神経　副神経　三叉神経　動眼神経　舌咽神経　舌下神経
外転神経　滑車神経　末梢神経　顔面神経　迷走神経

脳神経は左右12対の脳から出ている [　　　　　　] であり、それぞれ名称とともにⅠ～Ⅻまでの番号がついています。

	神経	型			神経の働き	脳神経の出るレベル
		運動	感覚	副交感		
Ⅰ	[　　　]		●		・嗅覚	脳幹より上
Ⅱ	[　　　]		●		・視覚	
Ⅲ	[　　　]	●			・眼球運動（上・下・内転）	中脳
				●	・眼瞼の挙上 ・瞳孔を収縮	
Ⅳ	[　　　]	●			・眼球運動（下・内方）	
Ⅴ	[　　　]		●		・顔面の感覚 ・舌の前2/3の温感覚・触覚	橋
		●			・咀嚼《そしゃく》動作の筋肉	
Ⅵ	[　　　]	●			・眼球運動（外転）	
Ⅶ	[　　　]	●			・表情の筋肉	
			●		・舌の前2/3味覚、鼓膜・外耳道などの温痛覚	
				●	・唾液腺（舌下腺）、鼻腺、涙腺からの分泌	
Ⅷ	[　　　]		●		・聴覚（蝸牛神経） ・平衡感覚（前庭神経）	
Ⅸ	[　　　]	●			・嚥下運動での咽頭挙上	延髄
			●		・舌の後ろ1/3の味覚 ・咽頭・耳を含めた温痛覚、触覚	
				●	・唾液分泌（耳下腺）	
Ⅹ	[　　　]	●			・嚥下や発声（軟口蓋、咽頭、喉頭、食道上部の運動）	
			●		・喉頭蓋からの味覚 ・咽頭・喉頭・食道・胸腔・腹腔の内臓の感覚	
				●	・腸管蠕動、心拍出量の低下、心拍数減少、血圧低下	
Ⅺ	[　　　]	●			・咽頭、喉頭の運動 ・肩と頭部の運動 ・嚥下、唾液の分泌	
Ⅻ	[　　　]	●			・舌の運動	

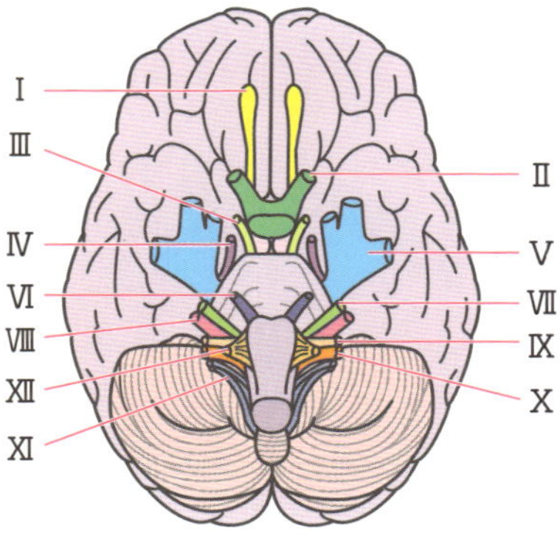

語呂合わせのひとつです。「嗅《か》いで見《み》る動《うご》く車《くるま》の三《さん》の外《そと》、顔耳《かおみみ》のどに迷《まよ》う副舌《ふくぜつ》」

神経の番号はローマ数字で表記されます。Ⅰ（1）、Ⅱ（2）、Ⅲ（3）、Ⅳ（4）、Ⅴ（5）、Ⅵ（6）、Ⅶ（7）、Ⅷ（8）、Ⅸ（9）、Ⅹ（10）、Ⅺ（11）、Ⅻ（12）です。

③ 12 神経と機能を理解する…2

選択肢は次ページを参照。

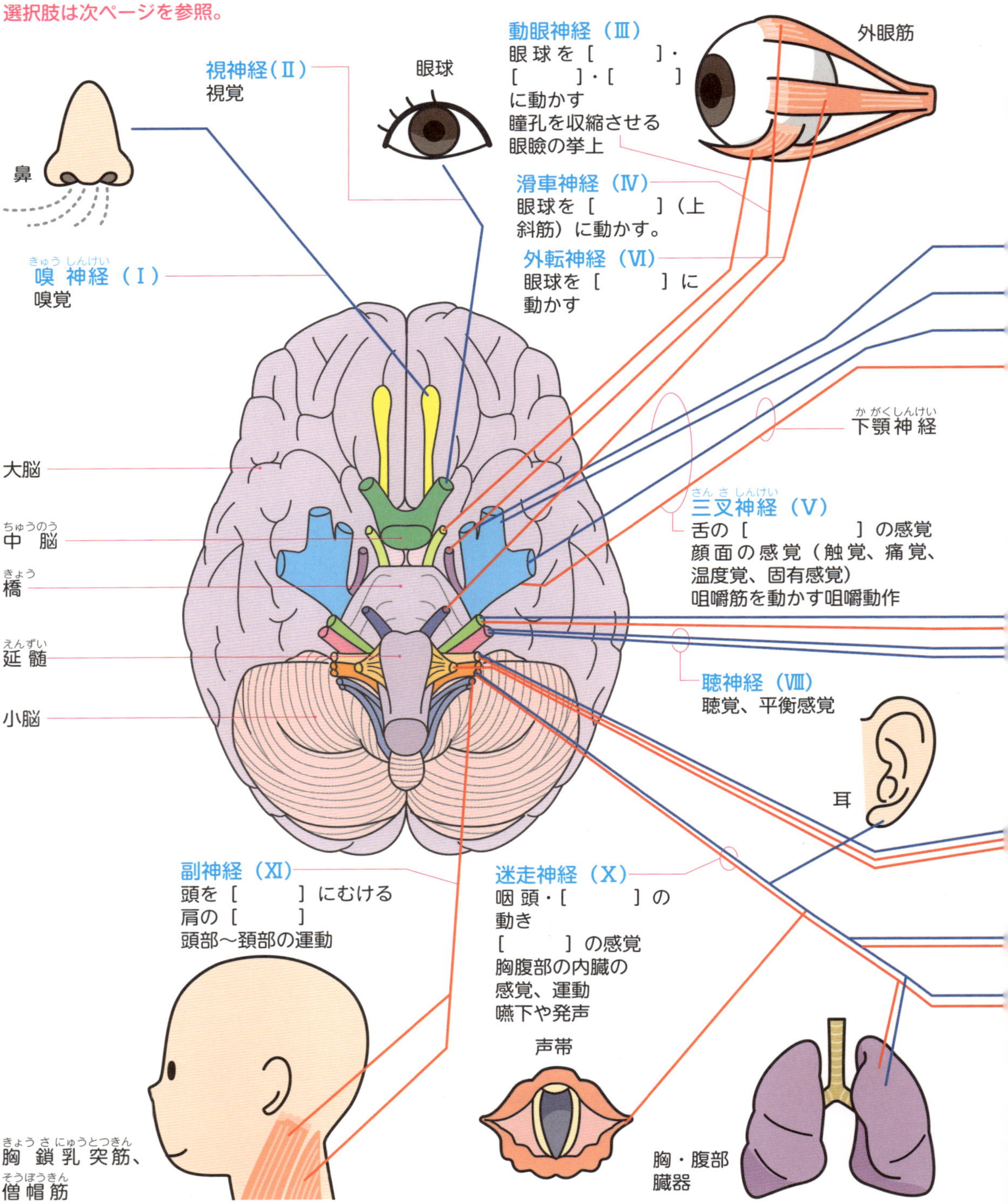

前のページの表とあわせて、いつでも確認できるようにメモして覚えましょう。

[　　]に合う語を選んで書き込んでみよう！（複数回使う語があります）

上　下　内下　内側　外側　対側　感覚　味覚　触覚　挙上　喉頭　表情筋　温痛覚　前2/3

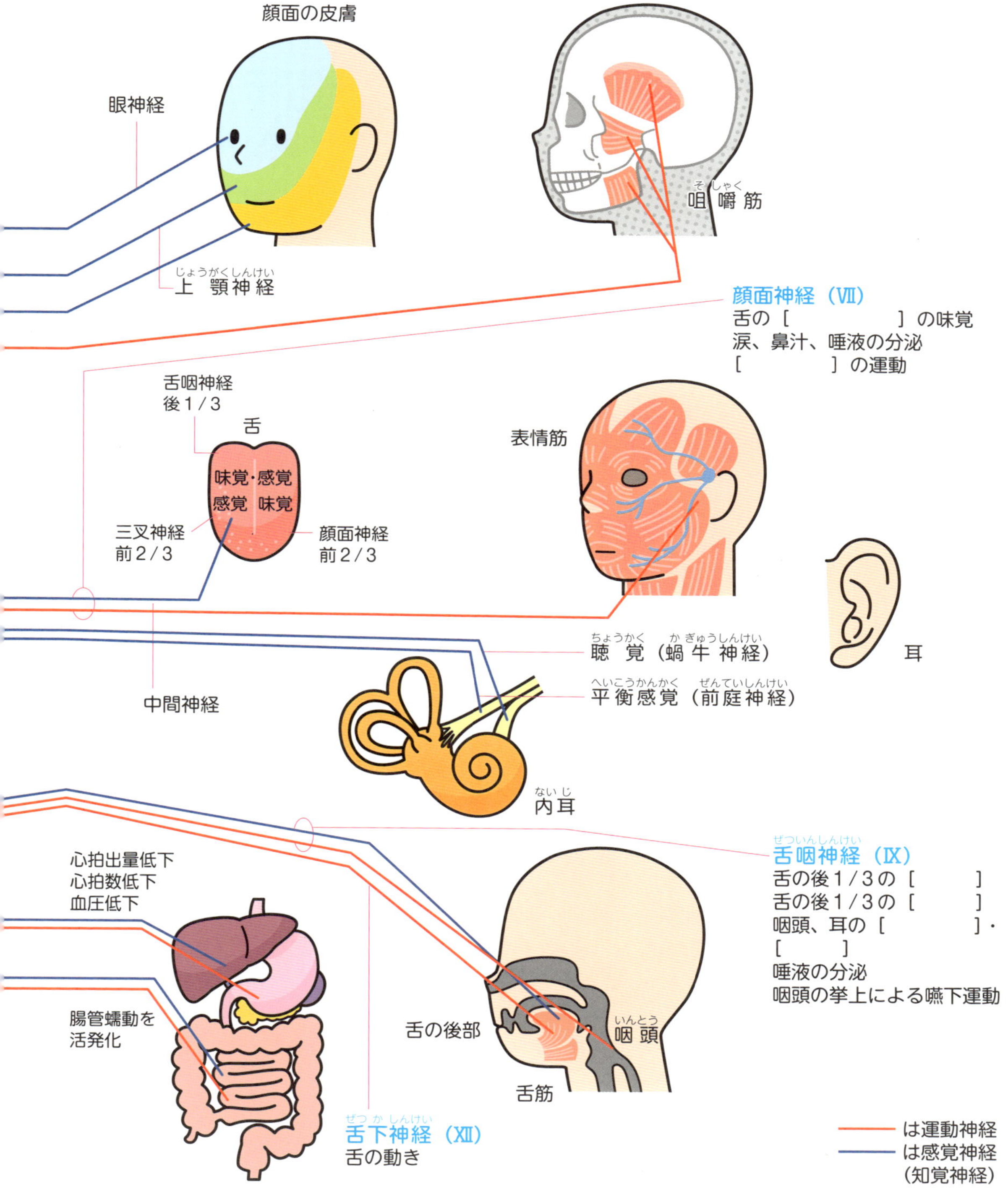

基礎編A 脳神経の解剖生理を理解する

④脳血管を理解する…1

習得のコツ MRI 画像を見て脳血管の走行を照らし合わせてみましょう。

[　　] に合う語を選んで書き込んでみよう！（複数回使う語があります）
VA　ACA　Acom　BA　PCA　Pcom　MCA　内頚　椎骨　脳底
前大脳　中大脳　脳底動脈　椎骨動脈　前大脳動脈　前交通動脈　中大脳動脈
後大脳動脈　後交通動脈

1 脳血管の走行

[　　　　　　　(　　　)]

[　　　　　　　(　　　)]

[　　　　　　　(　　　)]

[　　　　　　　(　　　)]

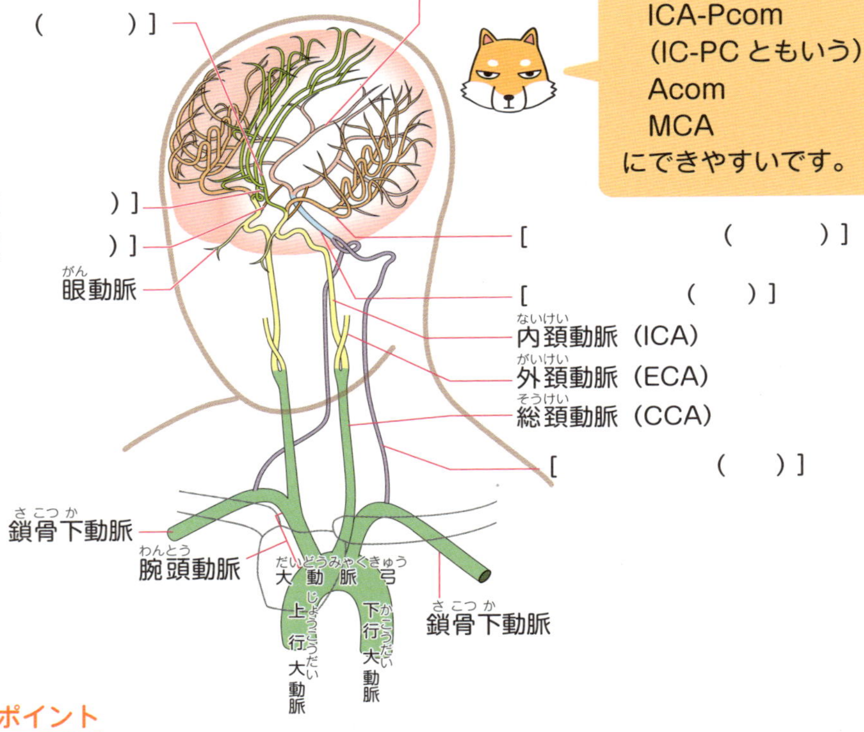

動脈瘤は
ICA-Pcom
(IC-PC ともいう)
Acom
MCA
にできやすいです。

三次元で理解するのは難しいけれど、大事な血管は覚えましょう。

●血管走行をみるポイント

- 脳の血管は総頚動脈から左右の [　　　] 動脈と鎖骨下動脈から分岐する [　　　] 動脈の４本の血管で栄養されています。
- 内頚動脈は [　　　　] 動脈と [　　　　] 動脈に枝分かれします。
- 左右の [　　　] 動脈が合流して、その先は [　　　] 動脈になります。

脳血管は苦手なあなた！！　実際の画像とイラストを照らし合わせてみることから始めてみましょう！

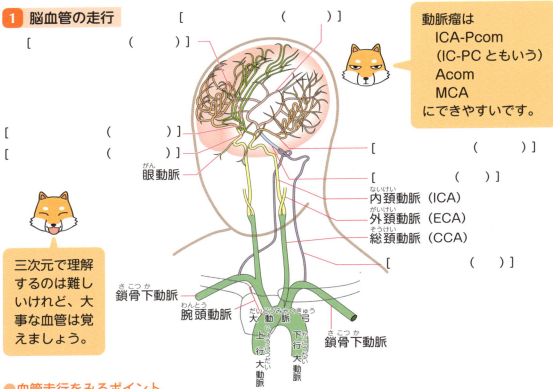

④ 脳血管を理解する…2

習得のコツ 脳血管動脈同士が血流を補うサポート体制を知りましょう。
血管画像と照らし合わせて、脳画像を見てみましょう。

[　　] に合う語を選んで書き込んでみよう！
内頚　前交通　後交通　前大脳　後大脳　ウィリス動脈輪

2　脳底部の走行：Willis（ウィリス）動脈輪

● Willis動脈輪とは、[　　　　]
動脈・[　　　　]動脈・
[　　　　]動脈・[　　　　]
動脈・[　　]動脈の5つの血管
で形成されています。

前大脳動脈
前交通動脈
内頚動脈
後交通動脈
後大脳動脈
[　　　　　　]
脳底動脈
椎骨動脈

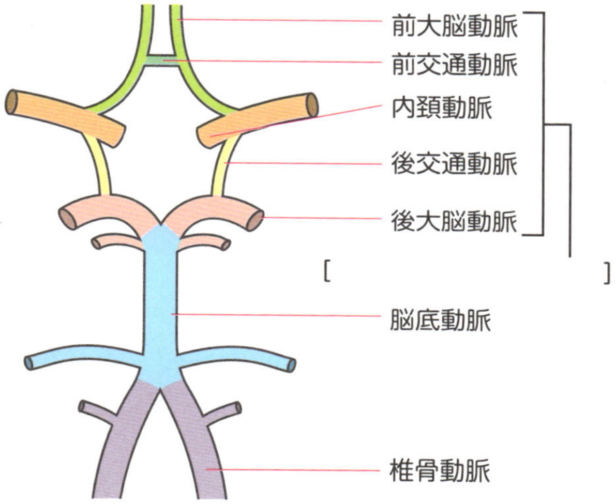

ウィリス動脈輪は内頚動脈、あるいは椎骨・脳底動脈のどちらかの血流が妨げられたとき、バイパスとして機能し、脳虚血を防ぎます。

3　大脳内部の動脈支配領域

次の冠状断・水平断の図を右の動脈支配の色に塗ってみましょう。

冠状断　　　　　　　　水平断

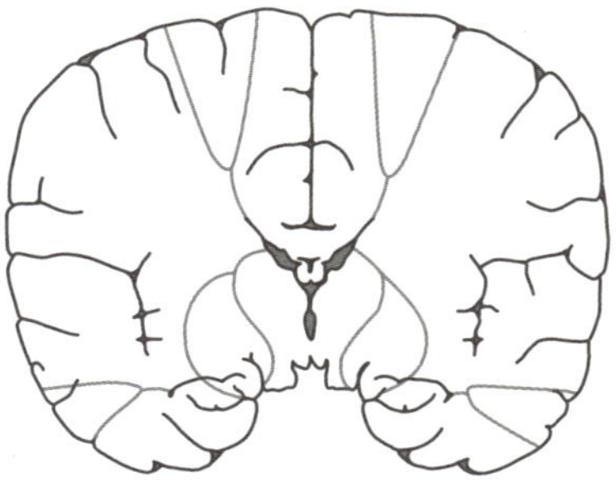

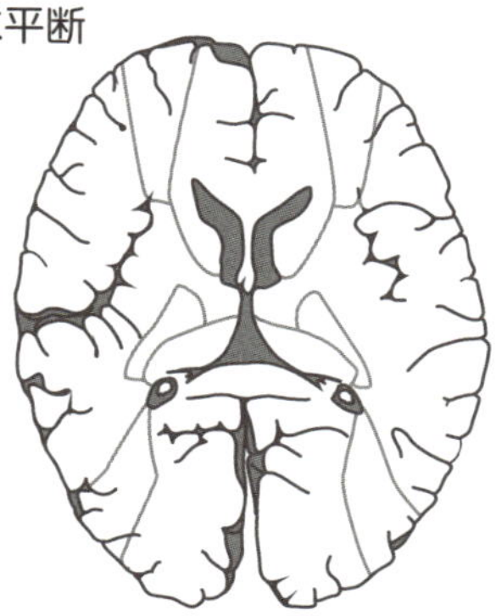

■ 前大脳動脈
■ 中大脳動脈
■ 後大脳動脈
■ 前脈絡叢動脈
■ 分水嶺

分水嶺領域は境界部分で、最も虚血の影響を受けやすい部分です。
この領域の梗塞の予防には水分管理が大切！

動脈の支配領域がわかると症状と照らし合わせやすいですよ！

基礎編Ⓐ　脳神経の解剖生理を理解する

④脳血管を理解する…3

習得のコツ 脳幹＝生命維持！　不可逆的な損傷で致命傷となるため重要な部位です。

[　　] に合う語を選んで書き込んでみよう！（複数回使う語があります）
脳幹　小脳

4 脳幹と小脳の役割

次の働きは脳幹・小脳どちらの役割でしょうか？

呼吸・血圧など自律神経を制御 [　　　]

平衡機能の調節 [　　　]

眼球運動の調節 [　　　]

意識を保つ [　　　]

舌の運動を調節する [　　　]

姿勢反射の調整 [　　　]

嚥下の自律神経を調節 [　　　]

脳幹は生命維持に非常に大切な部位であり、不可逆的な損傷を受けると脳死状態となります。

5 脳幹と小脳の動脈

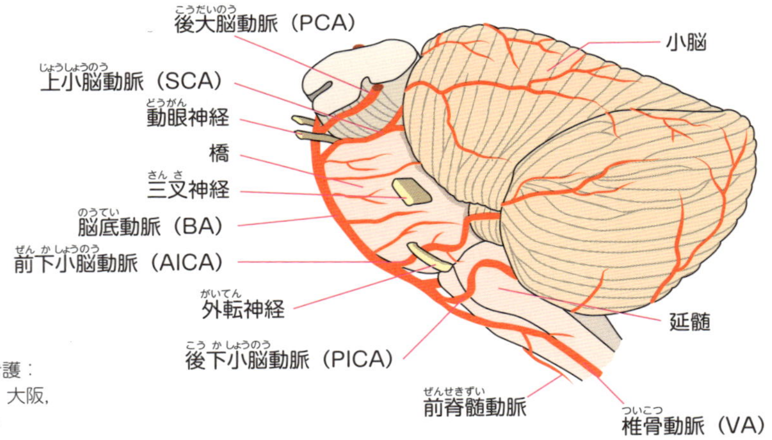

（横井靖子．NEW はじめての脳神経看護：“なぜ”からわかる、ずっと使える！．大阪，メディカ出版，2023，15．より転載）

6 脳幹と小脳の動脈支配領域

次の図を右の動脈支配の色に塗ってみましょう。

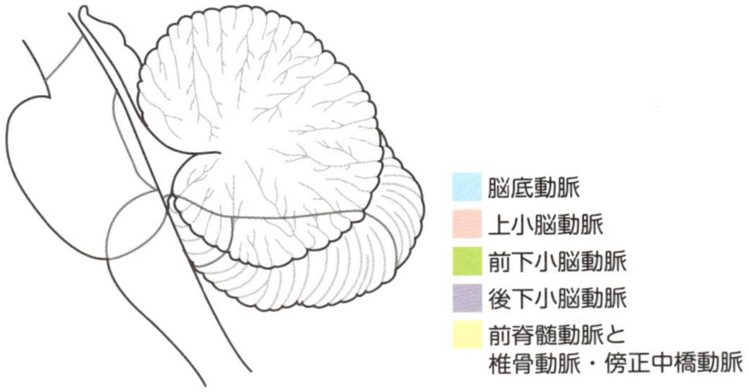

（横井靖子．NEW はじめての脳神経看護：“なぜ”からわかる、ずっと使える！．大阪，メディカ出版，2023，16．より転載）

脳血管の基礎はここまで！　な～んとなくでも、イメージできたなら OK！
けっぱれ～！！（青森弁でガンバレ）

⑤ 脳脊髄液の流れを理解する

習得のコツ 脳脊髄液の流れる道を知りましょう。

[　　] に合う語を選んで書き込んでみよう！
第三　第四　モンロー　上矢状　脈絡叢

1 脳脊髄液

- 脳脊髄液は、脳室内にある [　　　　　] から 500mL/ 日産生され、一方向に流れます。
- 脳脊髄液量は約 150mL で、1 日に 3 ～4 回入れ替わります。

2 脳脊髄液の役割

①脳の水分含有量を調整　②脳の形を保つ

脳脊髄液は無色透明

3 脳脊髄液の循環

脳室脈絡叢 ▶ [　　] 孔 ▶ [　　] 脳室 ▶ 中脳水道 ▶ [　　] 脳室 ▶ マジャンディー孔/ルシュカ孔 ▶ 脳表 ▶ くも膜下腔 ▶ テント下くも膜下腔 ▶ テント上くも膜下腔 ▶ 頭頂部くも膜顆粒 ▶ [　　] 静脈洞

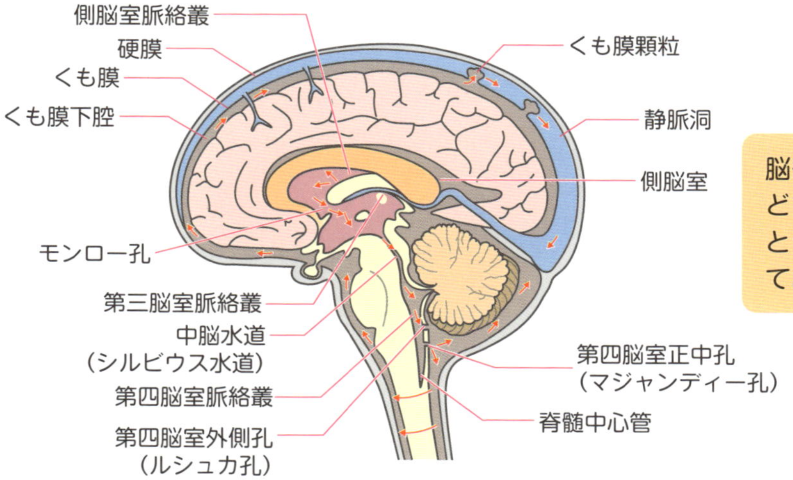

脳脊髄液は手術後の管理などでも重要かつ目にすることが多いため、正常を覚えておこう！

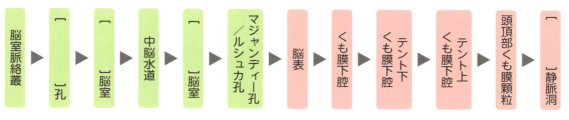

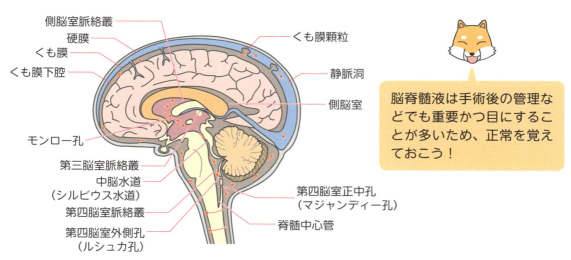

超入門編　入門編　基礎編B　実践編　資料編

基礎編B　ドレーンの種類やしくみを理解する

① ドレーンの種類と目的を理解する

習得のコツ 脳の解剖をイメージしながら、どこにどんなドレーンが留置されているか把握しましょう。

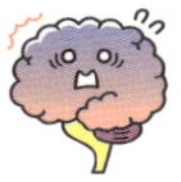

[　　] に合う語を選んで書き込んでみよう！（複数回使う語があります）
皮下　脳室　脳槽　薬剤　硬膜下　硬膜外　腰椎間　頭蓋内圧　脳脊髄液　側脳室前角

1　ドレーンの種類、ドレーン挿入部位、目的、主な適応疾患

● 主な目的

① [　　　　] を亢進させないよう [　　　　　　] を体外へ排出し、コントロールします。

② 血液や血腫を体外へ排出します。

③ [　　　] を注入し治療を行います。

	種類	挿入部位	目的	適応疾患
開放式	脳室ドレナージ	[　　　　　　]	[　　　　] の管理 急性水頭症の改善	くも膜下出血、脳室内出血、急性水頭症、髄膜炎
	脳槽ドレナージ	[　　　] （脳底槽、視交叉槽）	くも膜下出血時の血液排出により脳血管攣縮予防	くも膜下出血
	スパイナルドレナージ	第3〜4または4〜5 [　　　]	[　　　　] の管理、水頭症改善、髄液漏の予防・治療	くも膜下出血、水頭症、髄液鼻漏、髄膜炎
閉鎖式	硬膜下ドレナージ	[　　　]	血液や滲出液の排出	慢性硬膜下血腫 硬膜下膿瘍
	硬膜外ドレナージ	[　　　]	血液や滲出液の排出	硬膜外出血、開頭手術
	皮下ドレナージ	[　　　]	血液や滲出液の排出	頭蓋系骨形成術後 内頸動脈剥離術後

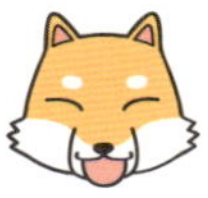

それぞれのドレーンの役割の違いがわかると、患者さんの状態の把握もスムーズになります。

[　　] ドレナージ　　[　　] ドレナージ
[　　] ドレナージ　　[　　] ドレナージ
　　　　　　　　　　[　　] ドレナージ

38　わからないことはそのままにせず、どんどん質問していきましょう。

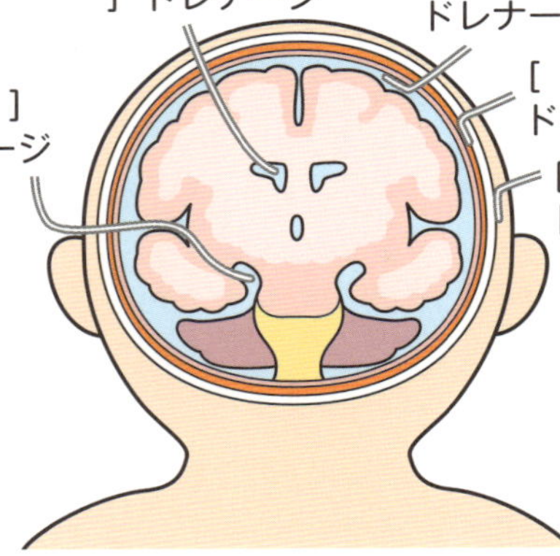

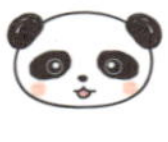

基礎編Ⓑ　ドレーンの種類やしくみを理解する

② ドレナージのしくみを理解する…1

習得のコツ　開放式と閉鎖式の原理を理解して観察しましょう。

[　　]に合う語を選んで書き込んでみよう！（複数回使う語があります）
低い　高い　開放　閉鎖　脳出血　脳脊髄液　頭蓋内圧　意識障害
エアフィルター　ドレナージ回路　ドレナージバッグ　ドレナージチューブ

1　開放式：圧調整式ドレナージのしくみ（脳室、脳槽、スパイナル）

- [　　　　　]を含む空間（脳室、脳槽、くも膜下）にドレーンを留置する方法。
- 基準点（0点）から圧を設定し、[　　　　　]がその設定圧を超えたときのみ[　　　　　]が排出されるしくみです。
- ドレナージ回路は[　　　　　　　]を通して大気圧に開放した回路を使用します。大気圧に[　　　]されればサイフォンの原理により[　　　　　]が多く流出してしまうので注意が必要です。

> サイフォンの原理とは、2つの高低差を利用し[　　]された管を通して液体が出発点より[　　]地点を通り[　　]所へ移動する現象です。

[　　　　　]が急激に多く流出すると低髄液圧症状や[　　　　　]の出現、[　　　　]や硬膜下血腫など生命に危険が及ぶことがあるため注意します。

● ドレナージ回路

[　　　　　　]（サイフォン）

[　　　　　]

[　　　　　]

[　　　　　]

[　　　　　]

【動画3：ドレーンクランプの手順】
【動画4：ドレーンクランプの開放手順】

動画3

動画4

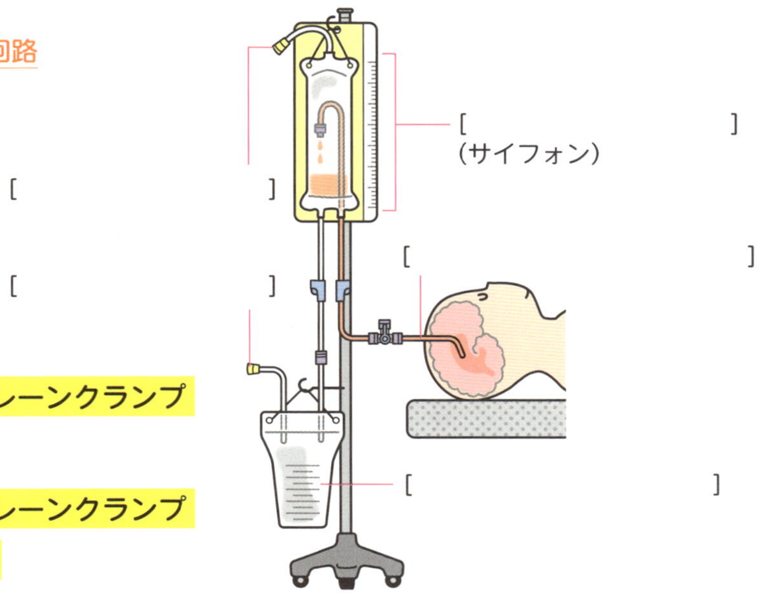

基礎編Ⓑ　ドレーンの種類やしくみを理解する

② ドレナージのしくみを理解する…2

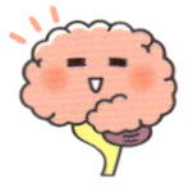

[　]に合う語を選んで書き込んでみよう！
血液　陰圧　自然　高低差　圧管理　フィルター

2　閉鎖式：自然流出式ドレナージ（硬膜下、硬膜外、皮下）

- ドレーンに直接、[　　　　　]のない排液バッグを使用した閉鎖回路です。
- 術後の[　　　]や貯留液などを排出させる目的のため、厳重な[　　　　]を必要としません。
- 頭部と排液バッグの[　　　　]で圧が変化します。
- 過大な[　　　]がかかると硬膜縫合部髄液漏（ずいえきろう）を誘発する危険性があるため、通常はベッドの上に置くか、ベッドサイドでつるして[　　　]に排出させます。

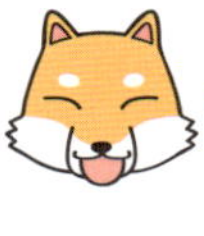

医師の指示を確認しましょう。

硬膜外・硬膜下ドレーン　　排液バッグに接続　　皮下ドレーン

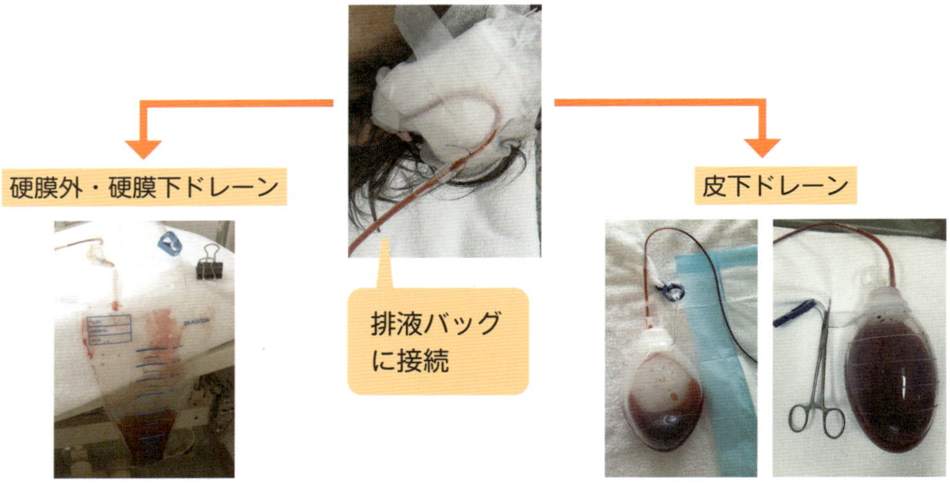

（梅田麻由．これならわかる！脳神経外科ドレーン管理．大阪，メディカ出版，2014，27．より転載）

落下防止！
テープやクリップ、コッヘルなどで固定します。

ドレーンが挿入されていると緊張しますが、初めは先輩と一緒に観察して徐々に慣れていきましょう。

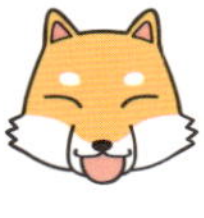

③ ドレーンの管理…1

習得のコツ　適切なドレーンの固定法を選択するには挿入部の観察をしましょう。

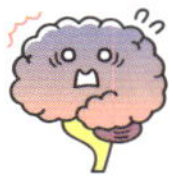

[　]に合う語を選んで書き込んでみよう！（複数回使う語があります）
体動　出血　発赤　腫脹　ガーゼ　ループ　外耳孔　滲出液　ドレーン
ドレッシング材

1　ドレーンの固定

　ドレーンの挿入部から出血や滲出液がある場合は[　　　　]を使用し、それ以外は感染予防ために[　　　　　　]を使用します。

● ガーゼ

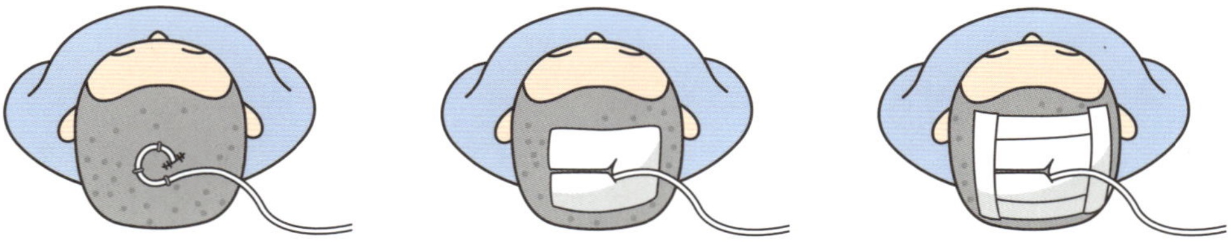

①抜去予防のため
　[　　　　]を作り固定

②切り込みガーゼを挿入

③ガーゼがずれないよう
　テープで固定

● ドレッシング材

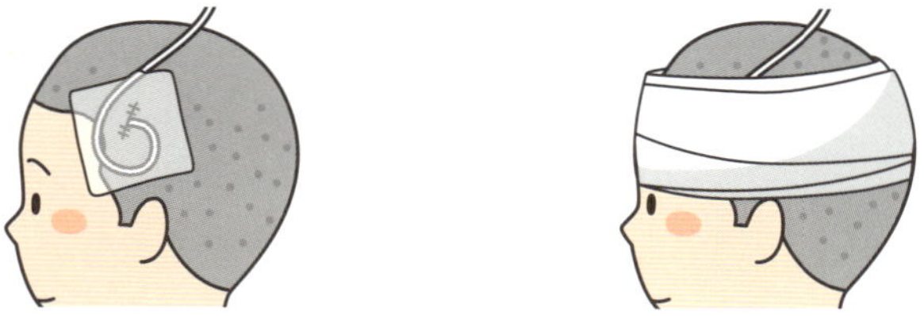

①ドレッシング材で閉鎖

②[　　　]によりドレッシング
　材がはがれないよう包帯で保護

2　ドレーン挿入中の看護

● 観　察
● 刺入部の管理
　①感染徴候（[　　　]や[　　　]）がないかどうか
　②刺入部からの[　　　]・[　　　　]がないか
　③[　　　　　]が抜けていないか
　④[　　　　　]がゆるんでいないか
● 圧の管理（開放式のみ）

側脳室から第三脳室への道であるモンロー孔の高さと[　　　　]の高さが近いので、0 cmH₂Oにセットされているレーザーポインターを[　　　　]にあて、0点設定をします。

その調子で頑張りましょう。ちゃんと息抜きもしましょう。

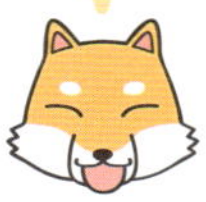

③ ドレーンの管理…2

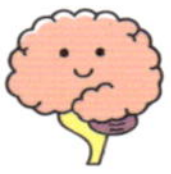

[　]に合う語を選んで書き込んでみよう！
脳内　髄液　感染　糖分　髄液の漏出　頭蓋内圧亢進　ドレナージチューブ

３ ドレーン挿入部の観察

● ドレーンを留置するということは、直接、[　　]と交通しているため感染の原因となります。
● 刺入部からの[　　　　　]は感染のリスクを高めるので、すぐに医師に報告しましょう。

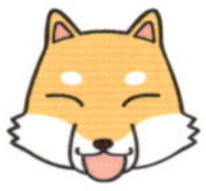

髄液は[　　]が多いため細菌繁殖の温床になりやすいのです。

異　常	考えられること	対処方法
ドレナージチューブ挿入部がぬれている	[　　]、滲出液のもれ	● ガーゼ交換、挿入部からどの程度もれているか確認 ● 設定圧の確認 ● 医師へ報告 ● ドレーン挿入部からもれないよう縫合するか医師と検討
	[　　　　　]の可能性	● 意識レベル・神経症状・頭蓋内圧観察 ● 設定圧の見直し ● 異常時はすみやかに医師へ報告
	不適切な圧設定（設定圧より頭蓋内圧が高い）	● 頭蓋内圧観察 ● 医師と設定圧の見直しを話し合い
	[　　　　　]の閉塞	● ドレーンの屈曲・圧迫の確認 ● ドレナージ回路のクランプの確認 ● 接続部の三方活栓の確認 ● 浮遊物などによるドレナージチューブの閉塞⇒ミルキング施行
ドレナージチューブ挿入部の皮膚異常（発赤、圧痛、腫脹）	[　　]	● バイタルサイン確認 ● 血液データで異常の有無の確認 ● 髄膜炎徴候（項部硬直）の有無の確認 ● すみやかに医師へ報告

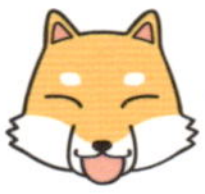

● ドレナージ中の患者の発熱、首の痛み、項部硬直は髄膜炎の可能性があります。
● 対応の早さが患者の予後を左右する可能性があるため、異常に早く気づき対処することが重要です。

頑張りすぎないで毎日コツコツ積み重ねが大切です。

基礎編Ⓑ ドレーンの種類やしくみを理解する

④ドレナージの異常への対応…1

習得のコツ 正常と異常を理解してドレナージの観察を行いましょう。

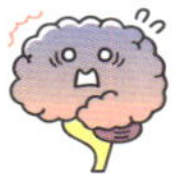

[　　] に合う語を選んで書き込んでみよう！（複数回使う語があります）
3～4　20　150　滅菌　抜け　心拍　閉塞　設定圧　頭蓋内圧　チャンバー　起き上がり

1 ドレナージの異常とその対応

①拍動の変化

圧調整式ドレナージ中は、通常は [　　　] と一致した拍動があります。

拍動がなくなるということは、

- ドレナージチューブトラブル→ [　　　]、[　　　]、接続部が外れている可能性

対応：ドレナージチューブを患者側から手で触りながら確認し、医師に報告

- 患者の状態変化→ [　　　　　　] が亢進または低下している可能性

対応：患者のバイタルサイン、意識レベル、神経学的所見の変化を確認し、医師に報告します。

②極端な流出量の変化

全脳脊髄液は約 [　　　] mL。1 日 [　　　] 回入れ替わっています。流出量の目安は、[　　] mL/ 時以上排液が出れば多いのでは？と疑います。排液が急激に増えたときには、

- 頭蓋内圧の上昇

対応：意識レベル、神経学的所見の変化、頭蓋内圧観察。[　　　　] の見直し。

- 設定圧の不適切　対応：0 点、設定圧の観察
- フィルターのトラブル

対応：[　　　　　　] 部のフィルターを確認。汚染時は医師に報告し、[　　　] 操作で新しい回路に交換

- 患者の体動

対応：患者の [　　　　　] の有無の確認。[　　　　　] を目撃したら、すぐにクランプします。

③排液の色・性状の変化

④エアフィルターの汚染

⑤ドレーンの抜去・切断

④ドレナージの異常への対応…2

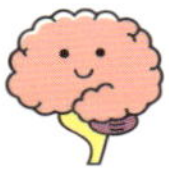

［　　］に合う語を選んで書き込んでみよう！（複数回使う語があります）
圧痛　患者　減少　増加　亢進　腫脹　髄液　出血　閉塞　抜け　設定圧
滲出液　起き上がり

⑥ドレナージ異常で考えられること

異　常	考えられること	対処法
急に排液量が［　　　］	●頭蓋内圧の上昇 ●［　　　　　］の不適切 ●フィルターのトラブル ●［　　　］の体動	●意識レベル、神経症状、頭蓋内圧の観察を行う ●設定圧の見直し ●チャンバー部のフィルター確認 ●体動時の排液流出の状態を確認
急に排液量が［　　　］	●頭蓋内圧の低下 ●ドレナージチューブの［　　　］、［　　　］、接続外れ ●フィルターのトラブル	●低髄圧症状の確認 ●意識レベル、神経症状、頭蓋内圧の観察を行う ●ドレナージチューブの屈曲、圧迫、閉塞の確認 ●接続部の三方活栓の確認 ●フィルターの汚染の有無
血性の排液が流出してきた	●［　　　］の可能性	●意識レベル、神経症状、バイタルサインの確認
ドレナージチューブの刺入部がぬれている	●［　　　］、［　　　　　］の漏れ ●頭蓋内圧［　　　］の可能性 ●ドレナージチューブの［　　　］	●どの程度ぬれているか確認 ●設定圧の確認 ●意識レベル、神経症状、頭蓋内圧の観察 ●ドレーンの屈曲、圧迫の確認 ●回路のクランプの確認 ●接続部の三方活栓の確認
ドレナージチューブの刺入部の発赤、［　　　］、［　　　］	●感染	●バイタルサインの確認 ●血液データの確認 ●髄膜炎徴候の確認

患者の［　　　　　　　　］を確認したときにはドレーンはクランプ

異常発見時には医師へ報告しましょう。

肩に力が入りすぎてないですか？　深呼吸を１回してみましょう。

④ ドレナージの異常への対応…3

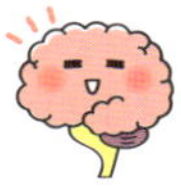

[　]に合う語を選んで書き込んでみよう！
固定　抑制　回路　短い　汚染　髄液　ゆとり　ループ　クランプ　ミルキング
目を離さない　エアフィルター　クランプ開放忘れ

2 ドレナージ中の合併症と予防

皮下トンネルが[　　]と感染リスクが上がるといわれている。

合併症	予防策
感染 ●移動時などに[　　　]を忘れない。 ●[　　]を不用意に持ち上げない。	●ドレーンは皮下を通り頭皮外へ固定される。 ●刺入部の観察（発赤・腫脹・髄液漏の有無）、清潔の保持 ●エアフィルターの汚染防止や回路内排液の逆流防止 ●ガーゼ・排液バッグ交換時の無菌操作 ●ドレッシング材は[　　]がない限り基本的には交換しない。 ●[　　]の漏出がある場合は、すぐに医師に報告
閉塞 移動後などの[　　　]に注意	必ずダブルチェック ●設定圧の確認 ●クランプの確実な開放 ●脳室・脳槽・スパイナルドレナージチューブの[　　　　]はしない。 　　　　　　　破損するリスクあり
排液過多 （オーバードレナージ）	●設定圧の確認 ●回路の落下防止 ●[　　　　　　]をぬらさない ・移動時にドレーンが置き去りにならないよう[　　　　　]。 ・ドレーンの[　　　]を確実にする。
ドレーンの事故抜去 [　　]は不穏を助長することがあるので注意	●苦痛の除去 ●患者の目に触れない位置や手の届かない位置に留置する。 ●ドレーンチューブの固定 ●必要時は鎮静・抑制 ●[　　　　]を作る。 ●[　　　　]を持たせる。 ・周囲の整理

ドレーンは脳内と直接つながっているため、トラブルが生命をおびやかす可能性が大きいので、一つひとつていねいに観察していきましょう。

① 脳梗塞の病態・症状・治療を理解する…1

習得のコツ 脳梗塞の 3 つの分類を理解しよう。脳の役割分担を理解して症状を予測しよう。

[　　] に合う語を選んで書き込んでみよう！（複数回使う語があります）
1.5　閉塞　先端　栄養　血栓　酸素　心臓　活動中　安静時　脳梗塞内　心房細動
動脈硬化　細い血管　コレステロール　もろくなった血管

1 病態と特徴

脳梗塞《のうこうそく》は、脳血管《のうけっかん》が [　　　] して脳細胞に [　　　] や [　　　] が行き渡らなくなり障害をきたす疾患で、3 つに分類されます。

●脳梗塞の分類

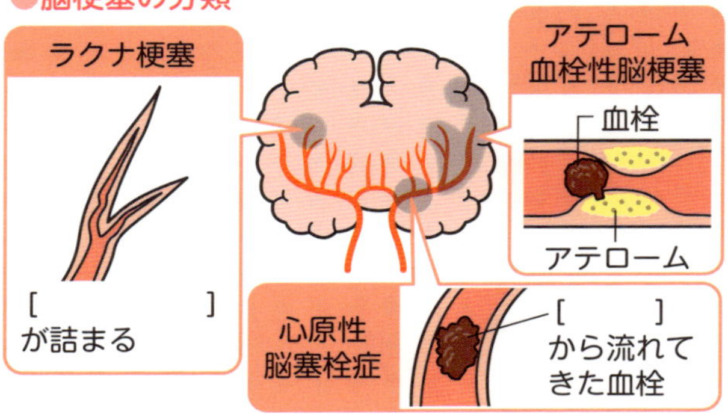

①アテローム血栓性脳梗塞

血管に [　　　　　　　　　] が溜《た》まった結果、血の塊《かたまり》（[　　　]）ができて詰まる脳梗塞です。

[　　　　　] に発症することも多く、目覚めたときに気づくこともあります。

②心原性脳塞栓症《しんげんせいのうそくせんしょう》

心疾患、とくに [　　　　　　　] （AF）が原因で心臓内にできた血栓が流れてきて詰まる脳梗塞です。広範囲な脳梗塞で重症になることも多いです。

[　　　　　] に発症することも多く、突然発症して症状が完成（脳の神経細胞が機能を失う）することが特徴です。

③ラクナ梗塞

[　　　　　　] で細くなった血管が詰まる脳梗塞です。脳の太い血管から分岐《ぶんき》する [　　　] mm 以下の [　　　　　　] （穿通枝《せんつうし》の [　　　]）が詰まる脳梗塞です。

2 その他の脳梗塞および脳梗塞の前兆

①出血梗塞《しゅっけつこうそく》

治療により詰まっていた血流が再開した際に、脳梗塞で [　　　　　　　　　] が血流に耐え切れず血液が漏《も》れてしまうことで、[　　　　　　] に出血が起こった状態です。

新しい知識を覚えたり、自分ができるようになったりした自分自身のことをほめてあげてくださいね。

実践編Ⓐ 疾患別の病態・症状・治療

① 脳梗塞の病態・症状・治療を理解する…2

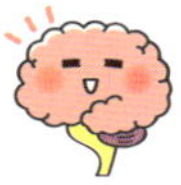

［　　］に合う語を選んで書き込んでみよう！（複数回使う語があります）
24　15〜20　失語　血栓　片麻痺　糖尿病　分岐部　広範囲　自然消失　意識障害
抗血栓薬　拡散強調　心房細動　脂質異常症　頸動脈狭窄

② BAD《ビーエーディー》（branch atheromatous disease）

アテロームが原因で、脳深部《のうしんぶ》の血管（穿通枝《せんつうし》の［　　　　］）に［　　　　］な脳梗塞を引き起こします。アテローム血栓性脳梗塞と似ていますが、数日かけて徐々に脳梗塞が広がり、麻痺などの症状が進行していきます。

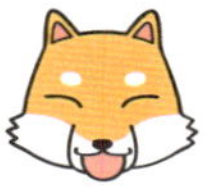

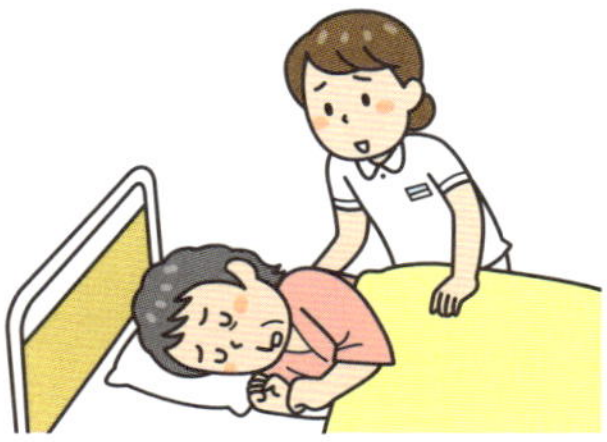

症状の変化の早期発見に努めるとともに、患者さんの精神的な負担や不安への支援を行います。

③ TIA《ティーアイエー》（一過性脳虚血発作《いっかせいのうきょけつほっさ》）

突然に、脱力、片麻痺《へんまひ》、構音障害《こうおんしょうがい》、失語症《しつごしょう》、感覚障害などの症状が出現し、［　　］時間以内に症状が［　　　　］する疾患です。［　　　　　］の投与が開始される場合もあります。

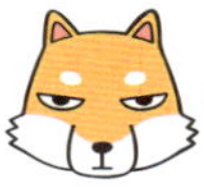

「消失したから安心」と考えがちですが、TIA後の脳梗塞発症率は［　　　　］％と高く、前兆として注意します。

●脳梗塞の前兆（TIA）

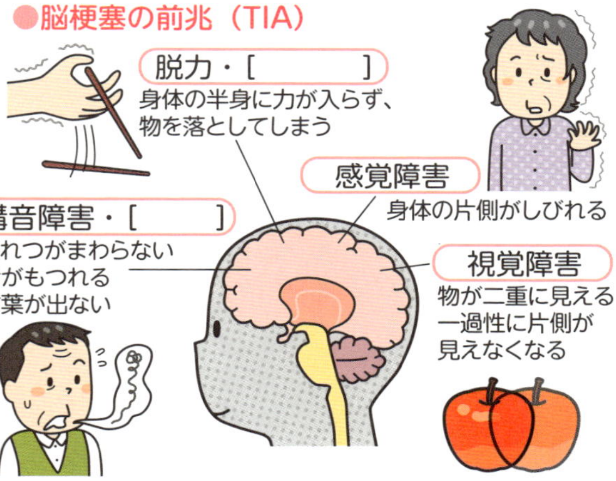
脱力・［　　　　］
身体の半身に力が入らず、物を落としてしまう
感覚障害
身体の片側がしびれる
構音障害・［　　　］
ろれつがまわらない
舌がもつれる
言葉が出ない
視覚障害
物が二重に見える
一過性に片側が見えなくなる

3 症　状

脳梗塞は、閉塞する血管や、その血管が酸素や栄養を運んでいる脳の部位の機能によって、主に、［　　　　］、［　　　　］、嚥下障害、失語症、視野欠損《しやけっそん》、めまいなどの症状をきたします。

4 診　断

- **頭部MRI**：［　　　　　］画像　●**頸動脈超音波検査**：［　　　　　　］の有無を調べる。
- **心電図・心臓超音波検査**：［　　　　　］や［　　　］の有無を調べる。
- **血液検査**：脳梗塞の原因となる異常の有無を調べる（［　　　　］や［　　　　　］など）。

実践編Ⓐ 疾患別の病態・症状・治療

① 脳梗塞の病態・症状・治療を理解する…3

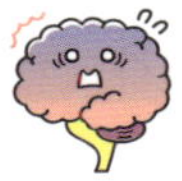

［　　］に合う語を選んで書き込んでみよう！

4.5　再発　拡大　抗凝固薬　抗血栓薬　エダラボン　脳保護効果　抗血小板薬
開頭外減圧術　血栓回収療法　頸動脈内膜剥離術　頸動脈ステント留置術

5 治　療

①内科的治療

- **rt-PA（アルテプラーゼ）静脈療法**：薬を使って脳梗塞患者の脳血管内の血栓を溶かす治療です。脳梗塞発症後［　　　］時間以内の脳梗塞に対する治療の第一選択です。
- **抗血栓療法**：血液をさらさらにする薬剤を投与し、脳梗塞の［　　　］や［　　　］を予防することが重要です。静脈注射は急性期のみ適応となります。
- **脳の保護療法**：脳梗塞巣《のうこうそくそう》周《しゅう》囲《い》の［　　　　　　］を期待して［　　　　　　］を投与します。
- **再発予防のための薬物療法**：亜《あ》急性《きゅうせい》期《き》から慢性期では［　　　　　］を内服します。

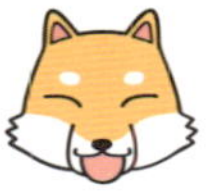

薬物療法のポイント

- **動脈血栓予防**：ラクナ梗塞、アテローム梗塞の場合は血小板の働きを抑える［　　　　　］（アスピリン、クロピドグレル硫酸塩、シロスタゾールなど）を投与します。
- **静脈血栓予防**：心原性脳塞栓症《しんげんせいのうそくせんしょう》の場合は、血液を固める凝《ぎょう》固《こ》因《いん》子《し》の働きを抑える［　　　　］（ワルファリンカリウム、アピキサバン、リバーロキサバンなど）を投与します。

②外科的治療

- **頸動脈狭窄に対する治療**：［　　　　　　　　　　　　］（CAS）（p.72 参照）、［　　　　　　　　　　］（CEA）で頸動脈を直接切開して狭窄の原因であるアテロームを取り除きます。
- **急性期脳梗塞への治療**：［　　　　　　　　］（p.67 参照）を行います。
- **亜急性期脳梗塞に対する治療**：脳腫脹《のうしゅちょう》による頭蓋内圧上昇を緩和するために、頭蓋骨を一時的に外す［　　　　　　　　］を行います。

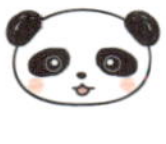

実践編Ⓐ 疾患別の病態・症状・治療

② 脳梗塞の看護を理解する…1

習得のコツ 病巣から考えられる症状、患者が示す症状を何度も比較すると理解が深まります。

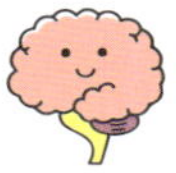

[　　] に合う語を選んで書き込んでみよう！
屈曲　回内　再発　陽性　血圧　拡大　低下　下降　構音障害　感覚障害　瞳孔不同
クッシング　脳ヘルニア　経時的な変化　浸透圧利尿薬　二酸化炭素分圧

1 観察のポイント

脳梗塞の [　　　] や [　　　] によって頭蓋内圧が亢進し [　　　　　　　] を起こすと命にかかわる事態となります。予防や早期発見のためには、徴候を見逃さないように共通の評価指標や [　　　　　　　] の有無を観察することが重要です。

- **意識レベル**：JCS や GCS を用いて観察します。
- 瞳孔径、[　　　　　] の有無、対光反射の有無など。
- **四肢麻痺の程度**：徒手筋力《としゅきんりょく》テスト（MMT《エムエムティ》）、バレー徴候、ミンガッチーニ徴候など。
- **バイタルサイン**：血圧、心拍数、体温、呼吸状態の急激な変化など
- **その他神経症状**：[　　　　　　　]、失語、[　　　　　　　]、嚥下障害など。

●バレー徴候の調べ方（上肢）

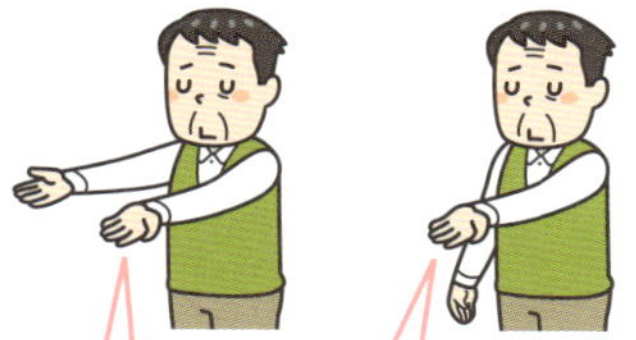

目を閉じて手の平を上にし、両上肢を水平位まで上げる。
[　　]、[　　]、[　　] が見られれば [　　] となり、脳卒中などの麻痺を考える。

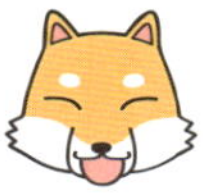

観察のポイント（脳ヘルニアの徴候の発見）

- 脳ヘルニアでは、瞳孔不同や、[　　　] の上昇と徐脈（[　　　　　　　] 現象）が頭蓋内圧亢進によって現れることがあります。

2 看護のポイント

①脳梗塞の拡大や再発の予防

- **血圧の管理**：血圧が低すぎると脳血流量が [　　　] し脳梗塞の拡大の要因となります。
- **頭蓋内圧亢進による脳ヘルニアの予防**：[　　　　　　　] の投与などの薬物療法、頭蓋内圧亢進の要因となる疼痛、嘔吐、排便時の怒責、[　　　　　　　] の上昇、咳嗽などの呼吸運動、静脈還流《じょうみゃくかんりゅう》の阻害などを予防することが必要です。

実践編Ⓐ　疾患別の病態・症状・治療

②脳梗塞の看護を理解する…2

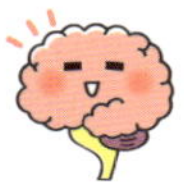

[　　] に合う語を選んで書き込んでみよう！
運動　麻痺　脱水　段階的　チーム　生活習慣　高脂血症　抗血栓薬
出血性病変　摂食嚥下障害　残された能力　獲得している能力

②合併症予防

- [　　　　　　] による誤嚥性肺炎、意識障害、摂食機能障害による低栄養や [　　　]、抗血栓療法による [　　　　　　]、[　　　] 側の肩関節脱臼や疼痛なども予防が必要です。
- **廃用症候群《はいようしょうこうぐん》の予防**：不足した ADL の介助を行います。脳梗塞の増悪に注意しリスク管理を行いながら進めます。

③ ADL の向上支援

- **早期離床**：廃用症候群の予防には早期離床が必要です。離床の際にはバイタルサイン、神経症状の変化を見ながら [　　　　] に実施します。

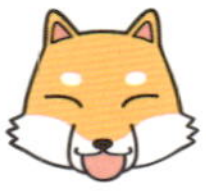

看護のポイント（看護師の援助）

- 患者さんに [　　　　　　] やリハビリテーションにより [　　　　　　] は何かを把握し、できることは患者自身にやってもらいながら最小限の介助を実践します。
- 生活すべてをリハビリテーションの場にしていくように支援します。退院後の生活を把握して、他職種も含めた [　　　　] で援助計画を共有しましょう。

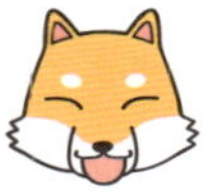

突然、脳卒中を発症し不安や落ち込みでつらい気持ちでいる患者さんが「リハビリを頑張ってみよう」と思えるようになるには、何が必要か考えてみよう。

④再発予防の指導

- 脳梗塞は再発しやすい疾患です。そのため、退院後の [　　　　　] の改善が望まれます。必要な情報を提供するとともに、その人の生活の中で取り入れられる提案をしていきましょう。
- [　　　　　]、高血圧、糖尿病、[　　　　　] のコントロールが再発予防において重要です。また、喫煙、飲酒、脱水の予防、[　　　] の習慣（減量）、バランスの取れた食事の習慣を心掛けるよう指導します。

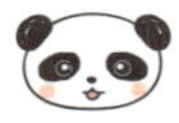

突然発症した患者さんの気持ちを尊重して患者さんと一緒に看護計画を考えましょう！看護はチームでやるものです。悩まずにどんどん相談していきましょう。

実践編A　疾患別の病態・症状・治療

③ 脳出血の病態・症状・治療を理解する…1

習得のコツ　脳出血の病態を理解し、部位による違いを知りましょう。

[　　]に合う語を選んで書き込んでみよう！

破壊　圧迫　突然　部位　細い　高血圧　大きさ　急性水頭症　脳ヘルニア

1 病態

- 脳の[　　]血管（穿通枝）が破れて脳の中（脳実質内）に出血する疾患です。前触れ症状はほとんどなく、[　　]発症します。出血した血液（血腫）が周囲を[　　]し、脳細胞を[　　]して、機能障害を起こします。

- 70〜90％は[　　]が原因で、他には脳血管の異常（脳動静脈奇形、モヤモヤ病など）、脳腫瘍からの出血などがあります。

2 症状

- 出血の[　　]や[　　]によって症状やその程度はさまざまです。頭痛、意識障害、運動麻痺、構音障害、失語症、嚥下障害、めまい、視野障害、半側空間無視などがみられます。

●脳出血で血管が破れる仕組み

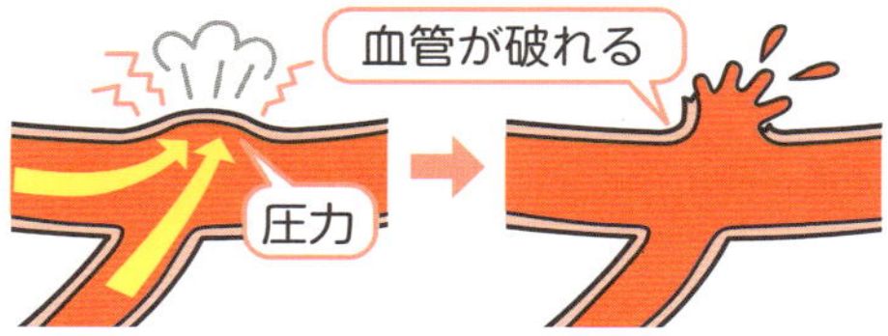

高血圧で血管壁に圧（負荷）がかかる　　負荷や動脈硬化で血管がもろくなる

●脳出血の部位

❶被殻出血　❺皮質下出血　❷視床出血　❹脳幹出血　❸小脳出血

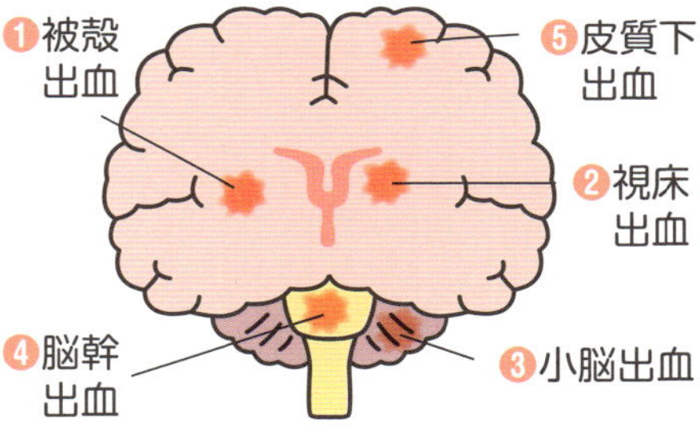

●脳出血の部位とその症状・特徴

部位・割合	症　状	特　徴	
❶被殻出血 約40%	頭痛、意識障害、片麻痺（反対側）、感覚障害（反対側）、失語症（優位半球）	● 脳出血の中で最も多い。 ● 瞳孔の観察：病巣側への共同偏視	
❷視床出血 約30%	頭痛、意識障害 片麻痺（反対側）、感覚障害（反対側）	● 感覚情報の中継点で起こるため、温度や痛みの異常など感覚面に影響を及ぼしやすい。脳室に近く脳室穿破を伴いやすい。 ● 瞳孔の観察：内下方（鼻先をにらむ）、縮瞳	
❸小脳出血 約10%	後頭部痛、嘔吐、めまい、起立・歩行障害	● 小脳の空間は狭いので、[　　　　]を起こしやすい。第四脳室の交通障害で[　　　　]を起こしやすい。 ● 瞳孔の観察：健側への共同偏視	

原因や病態などの基本が理解できれば難しくないですよ。

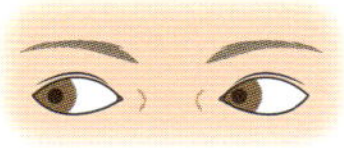

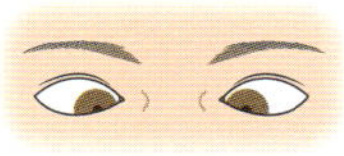

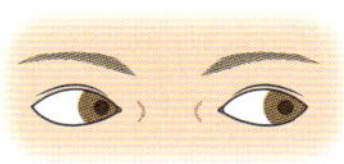

③ 脳出血の病態・症状・治療を理解する…2

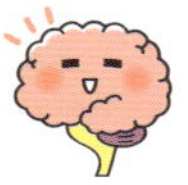

[　　] に合う語を選んで書き込んでみよう！（複数回使う語があります）

140　1〜2　圧迫　部位　高血圧　大きさ　数時間　水頭症　脳脊髄液
脳ヘルニア　詳細な病変　生命の危険

●脳出血の部位とその症状・特徴（続き）

部位・割合	症　状	特　徴
④脳幹出血 約 10%	意識障害、呼吸障害 四肢麻痺、嚥下障害 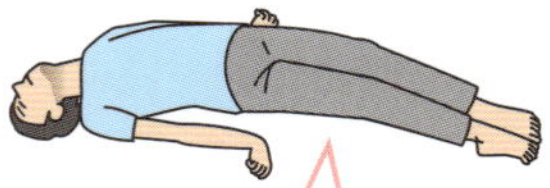	●呼吸や心拍数を調節する領域なので、最も重症で予後不良。急激に意識を失い重症化することが多く、緊急性が最も高い。 ●**瞳孔の観察**：眼球《がんきゅう》正中《せいちゅう》位《い》固定《こてい》、強度《きょうど》縮瞳《しゅくどう》 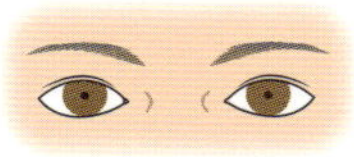
●**除脳硬直肢位《じょのうこうちょくしい》**：上肢は固く伸展し、足関節は伸展位で膝が伸展する。		
⑤皮質下出血 約 10%	運動麻痺、失語症、失行、半側空間無視《はんそくくうかんむし》、視野障害など	●出血部位（葉《よう》）によって症状が違う。[　　　　] 以外の原因で発症することも多い。 ●**脳動静脈奇形（AVM）**：若年者 ●**アミロイドアンギオパチー**：高齢者

3 治　療

CT で脳出血の [　　　] ・[　　　　] などの初期診断を行い、MRI で [　　　　　　　] を診断します。

①内科的治療（薬物療法）

●**降圧療法**：脳出血急性期は収縮期血圧 [　　　] mmHg 未満に降圧します。

●**抗脳浮腫療法**：発症 [　　　　] 後に出血周囲の脳がむくみ、[　　　] 週間持続します。

●**頭蓋内圧の管理**：頭蓋内圧亢進が進行して [　　　　　　] になると命の危険があります。

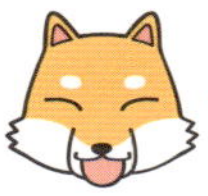

脳は硬い頭蓋骨におおわれているため、血腫や脳浮腫、水頭症などで容積が増えると頭蓋内の圧が上がります。

②外科的治療

●**血腫除去術**：血腫を除去することで、正常の脳や脳幹への [　　　] を軽減する手術です。

●**水頭症に対する手術**：出血によって [　　　　　] の流れに支障が生じ [　　　　] をきたした場合に、脳室内にチューブを留置して [　　　　　] を排出させる手術です。

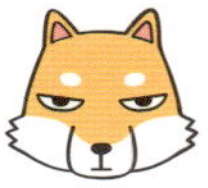

出血が多く、意識状態が悪く、[　　　　　　　] がある場合に外科手術が行われます。

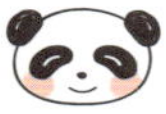

画像と患者さんの実際の症状を照らし合わせてみると知識が身につきやすいですよ。

実践編Ⓐ 疾患別の病態・症状・治療

④ 脳出血の看護を理解する…1

習得のコツ 発症直後は生命の危機に直面しています。少しの変化も見逃さないよう、頻繁な観察が必要です。

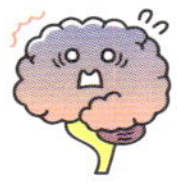

[　]に合う語を選んで書き込んでみよう！
30°　挙上　圧迫　脳幹　体腔　再出血　脳浮腫　頭蓋内圧　脳ヘルニア
意識レベル　廃用症候群　増大

1　脳出血の急性期看護と観察のポイント

- 急性期看護は「出血の増大予防」と「出血周囲の脳保護」が中心になります。
- 呼吸と循環の管理：脳は生命維持の中枢であるため、呼吸と循環の管理はとても大切です。
- 発症後24時間（とくに6時間以内）：[　　　　]を起こすリスクが高いです。
- 頭蓋内圧亢進の予防：進行すると[　　　　　]を起こします。異常の早期発見に努めます。
- [　　　　　]、バイタルサイン、神経症状の変化の観察がとても重要です。
- 日常生活の援助：安静の必要性を説明し、さまざまな機能障害のため、日常生活の援助が必要です。早期から[　　　　]の予防（次ページ参照）をすることが必要です。

①意識レベルの観察

- JCS（Japan Coma Scale）、GCS（Glasgow Coma Scale）を用いて評価します。
- 脳出血の[　　]や[　　　]、水頭症などで[　　　　]が高くなると意識レベルが低下します。意識レベルが低下すれば、すぐに医師に報告します。

②神経症状の観察

- 頭痛、悪心・嘔吐の有無　　●運動麻痺、感覚障害、構音障害、失語の程度など
- 瞳孔の観察：左右の瞳孔径（瞳孔不同の有無）、対光反射。瞳孔不同は[　　　]への圧迫が考えられ、脳ヘルニアのサインです。

③頭蓋内圧亢進症状の観察と予防

- 観察：頭痛、嘔吐、血圧上昇、意識障害、神経症状の悪化など
- 予防（体位の調整）：頭部を[　　　]します（[　　　]ギャッチアップ）。頚部の屈曲、胸部・腹部を[　　]する体位を避けます。嘔吐や嚥下障害がある場合は側臥位にします。

体位の調整では、頭部の血液や髄液を[　　　]に戻すための流れを阻害しない体位にします。

脳出血のリスクや経過を知ると、予測することができるので怖くないですよ。

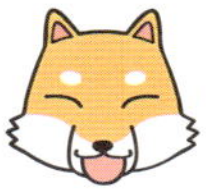

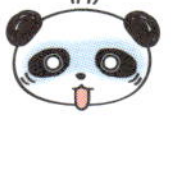

④脳出血の看護を理解する…2

［　　］に合う語を選んで書き込んでみよう！

1　20　3～4　尿　脳浮腫　降圧薬　血管内　筋緊張　誤嚥性肺炎　経管栄養法

④バイタルサイン（血圧、心拍数、呼吸状態、酸素飽和度、体温）の観察

- **再出血予防**：医師の指示のもと、［　　　　　］で血圧を下げます（収縮期血圧 140mmHg 未満）。

看護のポイント（血圧上昇の要因除去のためのアセスメント）

- 痛み、発熱、ストレス、不安、排尿の我慢、排便時の怒責、吸引時の刺激など

- **呼吸状態の観察**：呼吸状態を観察し、必要時、酸素投与や喀痰《かったん》吸引《きゅういん》を行います。
- **体温上昇の有無**：体温の上昇は、［　　　　　］を助長させます。

観察のポイント（脳出血患者の肺炎の誘発因子）

- 意識障害
- 臥位による肺機能の低下や無気肺
- 頭蓋内圧亢進による嘔吐
- 嚥下機能、咳嗽反射、唾液分泌の低下
- 片麻痺に伴う不十分な胸郭の動き

⑤ IN・OUT（水分出納）バランスの観察・管理

- **摂取量（in take）**：輸液量、輸血、経口摂取など
- **喪失量（out put）**：尿量、ドレーン排液量、便、不《ふ》感《かん》蒸《じょう》泄《せつ》など
- **高浸透圧利尿薬**：脳組織の水分を［　　　　　］に移動させ［　　］などで体外に出すので、投与後に尿量を観察します。

水分出納はバランスが大切で、多すぎても少なすぎてもダメです。

⑥栄養の管理

- **摂食機能の観察**：覚醒の程度、口唇や舌の動き、嚥下《えんげ》反射《はんしゃ》、咽頭《いんとう》の動きなど
- **口腔内の観察・清潔に保つ**：［　　　　　　　　］の予防にもなります。
- **経口摂取が困難な場合**：［　　　　　　　　］で早期から栄養補給を行います。

⑦廃用症候群の予防

- **筋肉の萎縮**：［　　］日目には始まり、1 週間に約［　　］%の筋力が失われます。
- **拘縮**：不安定な姿勢は全身の［　　　　　］を高めて、拘縮を進行させる可能性があります。
- **起立性低血圧**：安静臥床から［　　　　］日で出現することもあります。
- **高齢者**：短い安静期間でも深刻な廃用症候群が起こるリスクがあります。

拘縮予防にはクッションなどでベッドと身体の隙間を埋めて肢位を安定させます。バイタルサインや神経症状に注意して、早期からリハビリテーションを行います。

脳出血の患者は、とくに肺炎のリスクが高いので、誘発因子がないかよく観察しましょう。重篤化や廃用症候群を防いで、患者さんの人生の可能性を広げましょう。

実践編Ⓐ 疾患別の病態・症状・治療

⑤ くも膜下出血の病態・症状・治療を理解する…1

習得のコツ くも膜下出血の出血部位や症状をしっかり覚えよう！

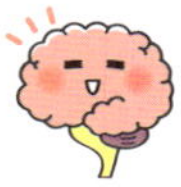

［　　］に合う語を選んで書き込んでみよう！（複数回使う語があります）
10～15　20～30　25～35　頭痛　軟膜　硬膜　死亡　くも膜　後遺症　脳動脈瘤

1 病　態

脳は３つの髄膜《ずいまく》（硬膜《こうまく》、くも膜、軟膜《なんまく》）に包まれています。くも膜下出血は［　　　　　］と［　　　　］の間（くも膜下腔《まくかくう》）に出血が起こった状態です。［　　　　　　　］と言われる血管のふくらみが、ある日、突然、破裂することで出血が起こります。

●くも膜下出血

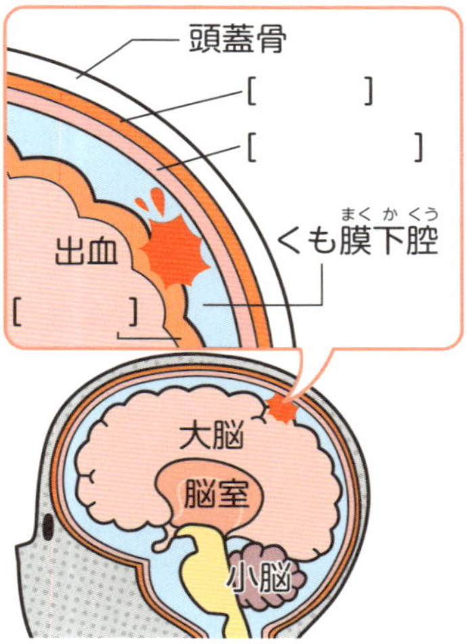

●脳動脈瘤の好発部位

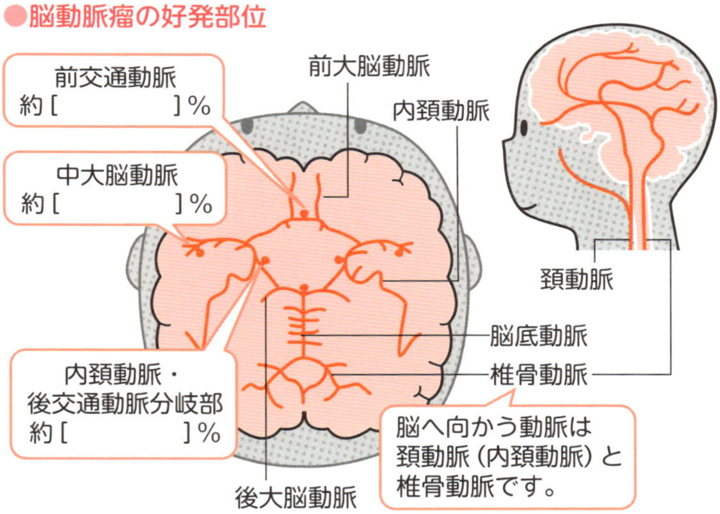

2 症　状

●激しい［　　　　］や、嘔吐、意識障害などが起こります。

バットで殴られたような痛みがあります。

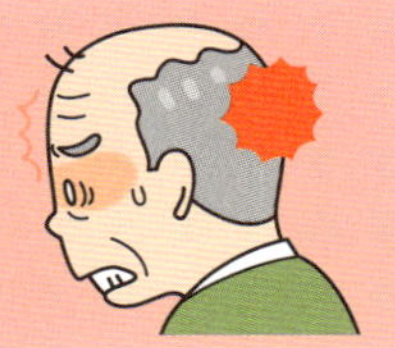

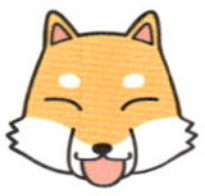

くも膜下出血の症状のポイント（3分の１ルール）

●くも膜下出血を起こすと、死亡したり後遺症を残す確率が高いです。最初の出血で約３分の１は「［　　　］」に至り、約３分の１は「命はとりとめるが重い［　　　　］」を残し、約３分の１は「社会復帰できる」といわれています。

⑤くも膜下出血の病態・症状・治療を理解する…2

［　　］に合う語を選んで書き込んでみよう！（複数回使う語があります）

24　8～10　開頭　鎮静　降圧　露出　未破裂　コイル　脳虚血　血管穿刺
クリップ　歩行障害　細く狭小化

3 急性期の治療

- 再破裂を予防するために、まずは［　　　］・鎮痛と［　　　］を行います
- ［　　　　　］の脳動脈瘤《のうどうみゃくりゅう》がある場合は外科手術を行います。

初期治療の目的は、再出血の予防と頭蓋内圧の管理および全身状態の改善です。

脳動脈瘤の外科手術

<table>
<tr><td>①脳血管内治療（脳動脈瘤コイル塞栓術）</td><td>●足の付け根などの［　　　　　］で行うため手《しゅ》術侵襲度《じゅつしんしゅうど》が低いです。動脈瘤の中に［　　　　］を詰めて血液が動脈瘤の中に入らないようにして破裂を防ぎます。</td><td>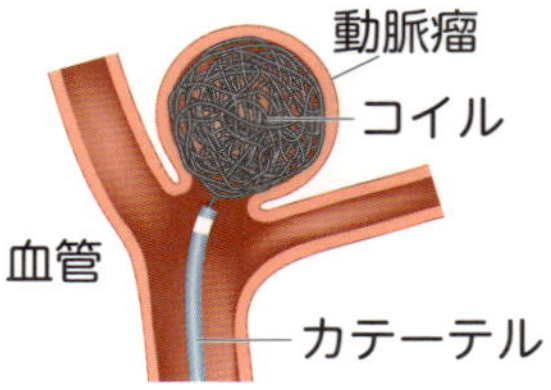
</td></tr>
<tr><td>②開頭クリッピング術</td><td>●［　　　］し、脳動脈瘤を［　　　］した後、脳動脈瘤の頸部に［　　　　　］をかけて動脈瘤の中に血液が入らないようにして破裂を防ぎます。
●全身麻酔下で行うこと、［　　　］も必要なことから手術侵襲度が高いというデメリットがあります。</td><td>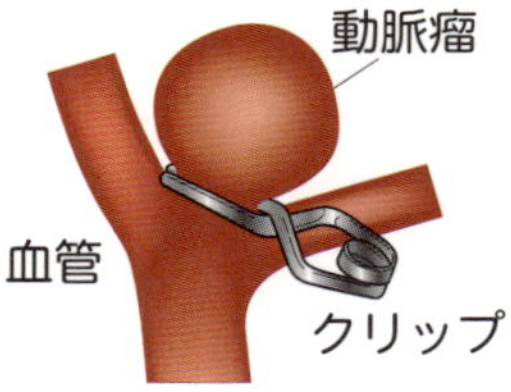
</td></tr>
</table>

4 三大合併症

①再出血：くも膜下出血による再出血は、［　　　］時間以内に起こりやすく、再出血を起こすと予後は非常に悪く、死亡率も高くなります。

②脳血管攣縮《のうけっかんれんしゅく》（スパズム）：72時間後～14日間（ピークは［　　　　　］日）。頭蓋内血管が攣縮（［　　　　　　　］する）を起こす病態です。攣縮によって［　　　　　］が生じます。

運動麻痺・失語などの症状が出現したり、意識障害を伴うような重篤な脳梗塞になる場合もあり、予後は不良です。

③正常圧水頭症：発症後、数週～数カ月後に生じます。主な症状は認知症、尿失禁、［　　　　　　］で、予後は良好です。

表の解説とイラストを見ながら、コイル塞栓術とクリッピング術の違いを理解しましょう！

実践編Ⓐ　疾患別の病態・症状・治療

⑥くも膜下出血の看護を理解する…1

習得のコツ くも膜下出血は、発症直後から回復期まで、段階に応じた対応が必要です。

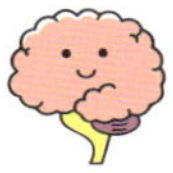

[　　] に合う語を選んで書き込んでみよう！

140　脈拍　動脈　安全　低下　刺激　降圧薬　肺水腫　瞳孔所見　運動麻痺
血圧上昇　マンシェット

1 急性期の看護と観察のポイント

①まず症状を確認

- 激しい頭痛や悪心・嘔吐で救急搬送されてくることが多いです。CT や MRI などで診断を行いますが、激しい頭痛や嘔吐により [　　　] に検査を受けられない可能性や、[　　　] により再出血を起こしてしまう可能性があります。

●くも膜下出血の CT 画像

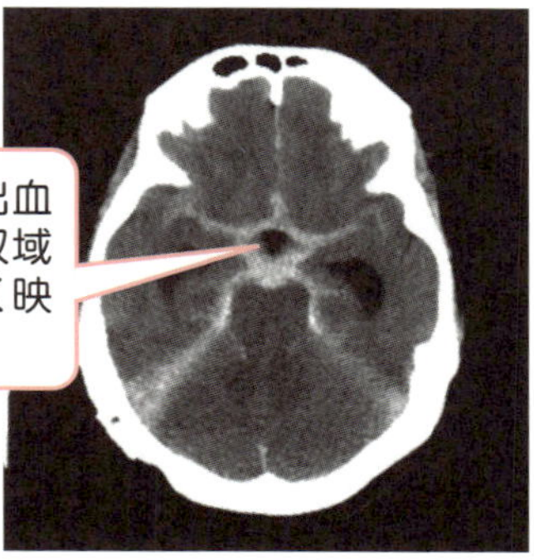
くも膜下出血は、高吸収域として白く映ります。

②バイタルサインや神経学的徴候の観察

- 意識レベル〔JCS（Japan Coma Scale)、GCS（Glasgow Coma Scale)〕、[　　　　　]（対光反射《たいこうはんしゃ》や瞳孔《どうこう》不《ふ》同《どう》の有無)、[　　　　　] など神経症状の有無、血圧、酸素飽和度（SpO_2）などを観察します。

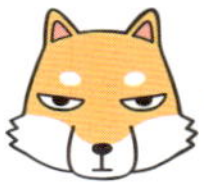

急激な血圧上昇は再破裂の可能性を疑います。また重症のくも膜下出血になると、[　　　　] を合併して、酸素飽和度が [　　　] する場合があります。

③医師の指示に従い、鎮痛薬・鎮静薬を投与

- 激しい頭痛による怒責《どせき》や筋緊張《きんきんちょう》：[　　　] 増加や急激な [　　　　　] が起こります。

④血圧管理

- 血圧が [　　　] mmHg 以下となるようにコントロールします。維持できない場合は、医師の指示により [　　　　] の持続投与を行います。

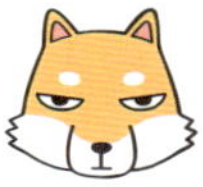

看護のポイント（血圧測定の注意）

- 自動血圧計による継続的な血圧測定は、[　　　　　　] の加圧による刺激により血圧上昇を伴う可能性があるため、A ライン（[　　　] ライン）を挿入する場合もあります。

急性期における変化の早期発見に加えて、回復期の廃用症候群予防や精神的な支援、そして退院後の生活を含めた看護をしましょう。

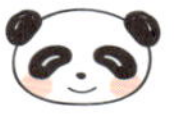

⑥くも膜下出血の看護を理解する…2

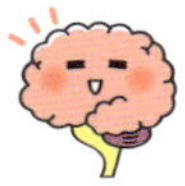

[　　] に合う語を選んで書き込んでみよう！
低下　脱水　恐怖　離床　鎮静薬　降圧薬　騒音遮断　暗室管理　緊急性の高い
全身状態の安定

2 発症～術前の看護

①再出血予防

- **鎮痛・鎮静**：[　　　　　] の持続投与を行うこともあります。
- **血圧コントロール**：血圧を観察しながら [　　　　　] を調整し、血圧をコントロールします。
- **刺激を与えない**：[　　　　　　]、遮光《しゃこう》、[　　　　　　] が大切です。

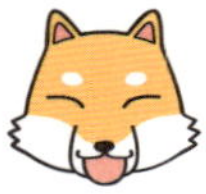

部屋を暗くすることが困難な場合は、アイマスクやタオルで目を覆います。

②不安の軽減

- 急な発症から、患者・家族は不安や [　　　] を抱えています。[　　　　　　　　] 切迫した状況となることが多いため、処置やケアに集中しがちですが、患者・家族への声掛けや説明をしっかり行い、不安を解消することも大切です。

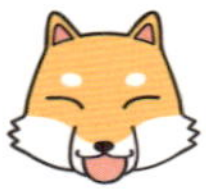

不安な状態が続くと、せん妄を誘発します。患者さんが安心して過ごせる配慮をしましょう。

3 術後の看護

①再出血予防

- **血圧コントロール**：術後 24 時間は再出血を起こすリスクがあります。血圧の上昇だけではなく、[　　　] にも注意します。
- **鎮痛**：頭痛が続くため、鎮痛薬の投与になどで鎮痛をはかります。

②脳血管攣縮の管理

- **神経学的徴候の観察**：脳血管攣縮《のうけっかんれんしゅく》（スパズム）の徴候に注意します（次ページ参照）。
- **水分出納バランスチェック**：脳血管攣縮の時期なので [　　　] に注意します。

③ドレーン管理（脳槽《のうそう》ドレーン・腰椎《ようつい》（スパイナル）ドレーン）：p.39「基礎編Ⓑ」を参照。

④早期離床、リハビリテーション

- くも膜下出血発症後は、まず [　　　　　　　　　　] が優先されます。[　　　] の際も、血圧や脈拍の数値が正常であることを確認し、動作による変化を観察しながら進めます。

再出血は、24 時間以内（とくに 6 時間以内）に起こる可能性が高いため、予防が大切です。発症直後はできるだけ安静を保ち、侵襲的な検査や処置は避けましょう。

⑥くも膜下出血の看護を理解する…3

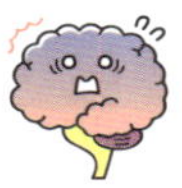

［　　］に合う語を選んで書き込んでみよう！

3　脳内　血腫　低下　上昇　怒責　脳梗塞　せん妄　マイナス　歩行障害
排尿障害　くも膜顆粒　腰椎－腹腔　脳室－腹腔　小さな変化　髄液ドレナージ

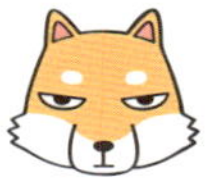

脳血管攣縮（スパズム）への看護・観察のポイント

- 脳血管攣縮《のうけっかんれんしゅく》（スパズム）とは、脳の血管が収縮して、血液の流れが悪くなる状態です。発症72時間以降から、2～3週間頃に起こるといわれています。意識障害、神経脱落症状《しんけいだつらくしょうじょう》（運動麻痺、失語など）の新たな出現や増悪に注意します。発症時に症状が出現するのは約［　］割で、その約半数に［　　　　］が出現し、予後は不良です。
- 血圧の［　　　］を防ぎ、水分出納バランスが［　　　　　　］に傾かないように管理しましょう。
- 常に患者さんの側で観察します。［　　　　　］のような症状で現れることもあります。［　　　　　　　］を見逃さずに観察することが重要です。

④排便コントロール

- 排便困難による［　　　　］で、頭《ず》蓋内圧《がいないあつ》の［　　　　］を予防するために、下剤などを使用します。

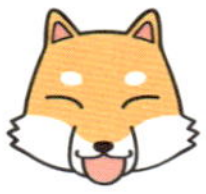

バイタルサインが安定しない場合は、ベッド上やポータブルトイレで排泄をすることもあります。環境調整し、患者が安心して排泄できるように配慮することも大切です。

⑤水頭症《すいとうしょう》

- 脳脊髄液《のうせきずいえき》の循環が悪くなって［　　　　］にたまる状態です。くも膜下出血によって脳脊髄液に血液が混入し、脳脊髄液の吸収がうまくいかなくなることで水頭症が発生します。

①急性水頭症	● くも膜下腔に出血することで、［　　　　　　　　］からの脳脊髄液の吸収が阻害されて、水頭症になります。 ● くも膜下出血直後に発生し、頭や背中から細い管（［　　　　　　　　　］）を挿入して脳脊髄液を体外に排出します。時間が経てば［　　　　］が洗い流され、水頭症が治癒する可能性があります。
②正常圧水頭症	● くも膜下出血後3週間から3カ月間ほど経過してから発症することが多く、［　　　　　］、認知機能障害、［　　　　　　］が特徴的です。 ● 慢性的な水頭症には、V-P（［　　　　　　　　］）シャント、L-P（［　　　　　　　　］）シャントなどのシャント手術が必要となります。

発症72時間～2週間ごろまでは脳血管攣縮（スパズム）の徴候に注意します。「いつもと様子が違う、なにかおかしいな？」と思うことも、医師に報告しましょう。

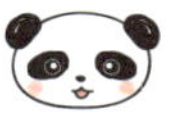

実践編Ⓐ 疾患別の病態・症状・治療

⑦ 頭部外傷の病態・症状・治療・看護を理解する…1（急性硬膜外血腫）

習得のコツ 硬膜外血腫の病態（発生の時期や部位）、症状について理解しましょう。

[　　] に合う語を選んで書き込んでみよう！（複数回使う語があります）
48　間　血圧　止血薬　意識障害　意識清明　凸レンズ　外減圧術　術後出血

1 病　態

- 頭部外傷《とうぶがいしょう》により受傷後《じゅしょうご》 [　　　] 時間以内に頭蓋骨《ずがいこつ》と硬膜の [　　] に血腫が生じます。
- CT 所見：[　　　　　　　　] 型の高吸収域《こうきゅうしゅういき》がみられます。

●急性硬膜外血腫

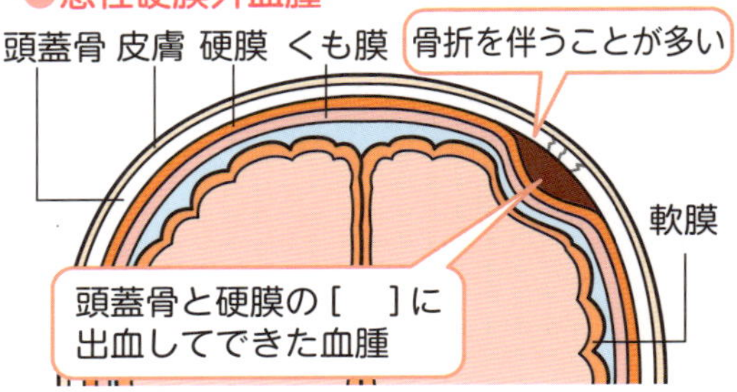

2 症　状

- 頭痛、悪心・嘔吐を伴うことが多いです。
- **意識清明期**：受傷直後は血腫が小さいため [　　　　　　　] なことが多いです。
- **時間経過とともに起こる症状**：時間経過とともに血腫《けっしゅ》が増大すると頭蓋内圧が亢進し、[　　　　　　　] を引き起こすことがあります。

観察のポイント

- [　　　　] が上昇すると血腫が増大する危険があるため、測定をこまめに行います。

3 治　療

①**保存的治療（血腫が小さい場合）**：[　　　　] コントロール、[　　　　　] の投与を行います。

②**外科的治療（血腫が大きく、意識障害や画像で正中偏位《せいちゅうへんい》を伴う場合）**：緊急で開頭血腫除去《かいとうけっしゅじょきょ》術《じゅつ》が選択され、頭蓋内圧が高い場合には [　　　　　　　] が併用されます。

- **術前**：バイタルサインの変動や意識障害の進行、神経学《しんけいがく》的所見《てきしょけん》の変化について細かく丁寧に観察します。
- **術後**：CT で [　　　　　　　] や脳浮腫《のうふしゅ》の有無を確認し、術前と同様にバイタルサインや意識レベル、神経学的所見の観察を行います。

●頭部外傷術後の CT 画像

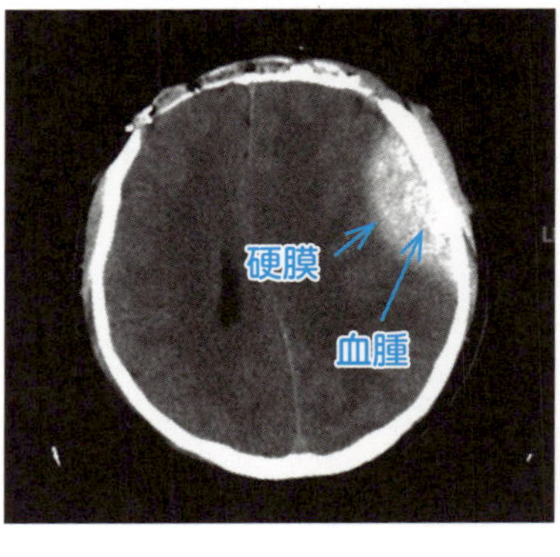

時間の経過とともに血腫の増大が起こりやすいので、丁寧に観察を行い、とくに術前は少しでも変化があれば先輩看護師や医師に速やかに相談しましょう。

⑦ 頭部外傷の病態・症状・治療・看護を理解する…2（急性硬膜下血腫）

習得のコツ 前頁の急性硬膜外血腫の病態や症状との違いを理解しましょう。

[　　] に合う語を選んで書き込んでみよう！（複数回使う語があります）
40～60　間　散大　三日月　片麻痺　再出血　脳挫傷　降圧薬
運動麻痺　意識障害　外減圧術　血圧管理　脳ヘルニア　穿頭ドレナージ術

1 病　態

●急性硬膜下血腫

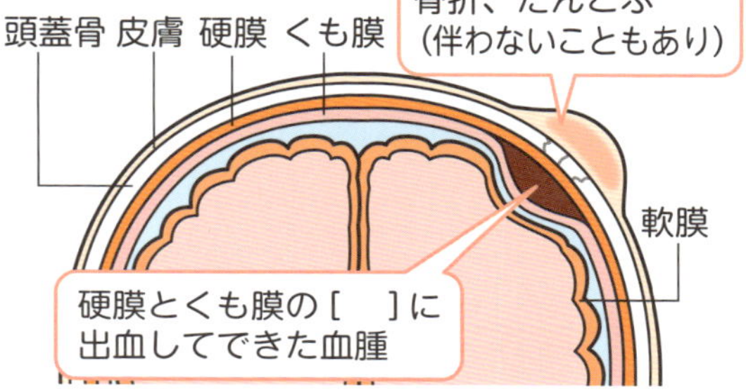

- 外傷などによって硬膜《こうまく》とくも膜との [　　] に出血が生じる疾患です。[　　　　] を伴っていることもあります。
- 血腫の量が多く、[　　　　　　] を起こしている場合、予後は不良で、死亡率は [　　　　] %と言われています。
- CT 所見：[　　　　] 型の高吸収域《こうきゅうしゅういき》がみられます。

2 症　状

- 受傷直後より [　　　　　　] を生じることが多いです。
- 出血量が軽度、初期では頭痛、悪心・嘔吐《おうと》などの頭蓋内圧亢進症状《ずがいないあつこうしんしょうじょう》や失語、けいれんが生じます。多くは病側の瞳孔が [　　　]、[　　　　] が生じます。

観察のポイント
- 血腫の量によって症状の程度が変わるため、症状の変化や悪化に注意します。

3 治　療

①**保存的治療**：[　　　　] の予防が重要であるため、安静と血圧コントロールを行います。

②**外科的治療**：[　　　　　　　　　　] もしくは開頭血腫除去術《かいとうけっしゅじょきょじゅつ》が選択され、[　　　　　] が併用されることもあります。

- **術前**：[　　　　] を用いて血圧コントロールを行い、安静を保ちます。
- **術後**：全身状態の観察と、術後出血の予防のために厳重な [　　　　　] を行います。[　　　　　] が残存することも多く、早期からリハビリテーションが必要となります。

急性硬膜下血腫は、早期に治療すれば予後が良くなることもあるので、症状の変化に注意しましょう。

⑦ 頭部外傷の病態・症状・治療・看護を理解する…3（慢性硬膜下血腫）

習得のコツ 急性期の頭部外傷との違いを理解しましょう。

[　　]に合う語を選んで書き込んでみよう！（複数回使う語があります）
時間　自然　頭痛　高齢者　五苓散　三日月　反対側　穿頭洗浄術　軽度の頭部外傷

1 病　態

- [　　　　　　　　　　] によって硬膜《こうまく》とくも膜との間に [　　　　] をかけて血腫が溜《た》まっていく疾患です。受傷後３週間～２、３カ月経過してから発症します。転倒後の [　　　　　] にもよくある疾患です。
- CT 所見：[　　　　　] 型の高吸収域《こうきゅうしゅういき》がみられます。

●慢性硬膜下血腫

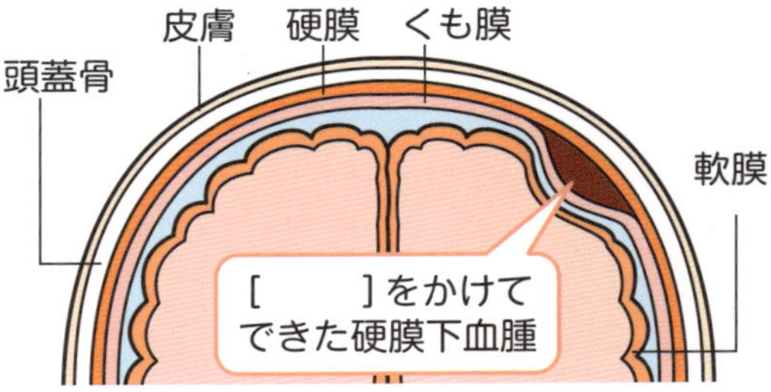

2 症　状

- [　　　]、認知症のような精神症状や、血腫と [　　　　　] の運動麻痺《うんどうまひ》が生じます。
- **時間経過とともに起こる症状**：徐々に血腫が溜まるため、[　　　　] はあまり強くなく、頭が重たい程度のこともあります。

観察のポイント（運動麻痺）

- 運動麻痺の増悪《ぞうあく》は血腫量が増えていることを示している可能性があるため、再度 CT 撮影をし、血腫量の評価が必要です。早めの手術が必要な場合もあります。

3 治　療

①**保存的治療**：血腫が少量で症状が乏しいときは漢方薬《かんぽうやく》（[　　　　　]）が処方され、[　　　] に血腫が吸収されるのを待つこともあります。

②**外科的治療**：局所麻酔による [　　　　　　　　] が行われます。30 分程度で終了します。

- **術前**：血圧コントロールと安静管理を行います。
- **術後**：症状の変化に注意します。術前と比較し、意識レベルや運動麻痺が改善しているのかを観察します。再発率は３～20% です。

症状が出現した際には、必要に応じて受診するように家族や本人への指導が必要です。

実践編Ⓑ　術式別の治療、看護を理解する（開頭術）

① 開頭術の特徴・適応疾患・合併症を理解する

習得のコツ 開頭術がどのような手術かを理解しましょう。

[　　] に合う語を選んで書き込んでみよう！（複数回使う語があります）
20　露出　外傷　直接　無菌　圧迫　水頭症　脳腫瘍　脳出血　髄膜炎
脳動脈瘤　尿路感染症　脳ヘルニア

1 特　徴

開頭術《かいとうじゅつ》とは、全身麻酔下で皮膚《ひふ》・筋膜《きんまく》・頭蓋骨《ずがいこつ》・硬膜《こうまく》・くも膜などを開けて脳を [　　　　] させて、病巣に [　　　　] アプローチする手術です。

目的部位・疾患によってさまざまな開頭法とそれに準じたアプローチがあります。

2 適応疾患

[　　　　　　] のクリッピング術、[　　　　　　] の摘出術、[　　　　] による急性硬膜下《きゅうせいこうまくか》血腫《けっしゅ》、急性硬膜外血腫《きゅうせいこうまくがいけっしゅ》などの血腫除去術《けっしゅじょきょじゅつ》、[　　　　　　] の開頭血腫除去術《かいとうけっしゅじょきょじゅつ》などがあります。

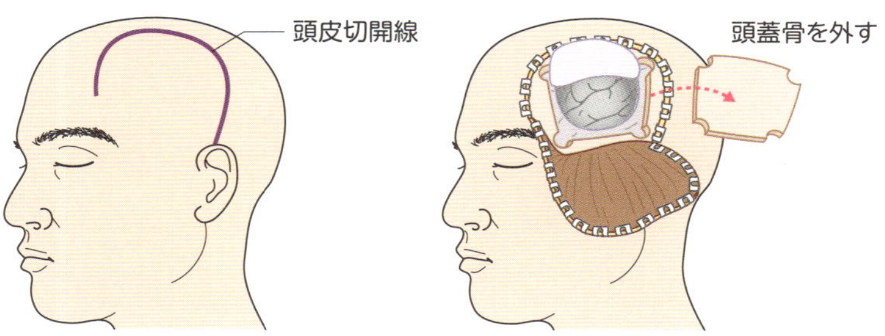

画像診断の上、[　　　　　　] が大きい、もしくは重症の [　　　　　　] を生じている場合で患者の意識状態が悪い（JCS [　　　] 以上）ときは、外科治療の適応となります。

3 開頭術の合併症

- **術後出血**：頭蓋内の血液量が多いことで脳への [　　　　] が強く生命の危険がある場合は再手術が必要です。多量の術後出血を起こした場合、頭蓋内圧亢進症状が出現します。
- **脳浮腫**：脳浮腫による頭蓋内圧亢進症状が進行すると [　　　　　　　　] の状態になり、生命の危機となります。
- **感染症**：注意するべき感染症は [　　　　　　] です。[　　　　] 状態である脳は感染に弱く、手術による細菌の混入が原因で [　　　　　　] になる可能性があります。そのほか手術にかかわる合併症として呼吸器・[　　　　　　　　] のリスクもあります。

② 開頭術の看護を理解する

習得のコツ 術前・術後の精神的ケアを含めた看護の大事なところを理解しましょう。

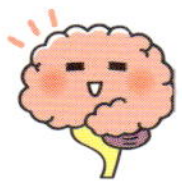

［　　］に合う語を選んで書き込んでみよう！
IN　肺炎　傾聴　体重　低下　上昇　心拍数　脳出血　抗凝固薬　運動麻痺
血圧管理　タッチング　リッチモンド鎮静興奮スケール

1 術前の看護

- **情報収集**：血液検査データ、感染症の有無、血液型、アレルギーの有無、内服状況（特に［　　　　　］）、義歯《ぎし》や動揺歯《どうようし》の有無、心電図、心エコーなどの確認をします。
- 意識レベル、瞳孔所見、血圧、頭痛、悪心・嘔吐などの症状の観察
- **患者の精神的ケア**：症状の発症や治療、予後の不安があるため［　　　］などに努めます。

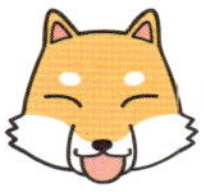

［　　　　　　　］やアイコンタクトも行ってみましょう。

2 術後の看護と観察のポイント

- **意識レベル評価**：JCS、GCS（p.17「入門編Ⓑ-1」を参照）を用いて評価します。鎮静《ちんせい》中《ちゅう》は［　　　　　　　　　　　　　　］（Richmond agitation sedation scale：RASS）を使用して評価します。
- **神経学的所見**：左右の瞳孔径《どうこうけい》や対光反射《たいこうはんしゃ》の有無、［　　　　　　］の有無を観察します。

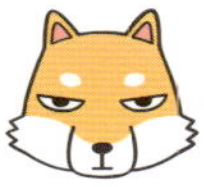

術後３日は頭蓋内出血や脳梗塞の合併にとくに注意しましょう。

- **バイタルサイン測定**：心拍数、血圧、酸素飽和度、体温の観察をします。

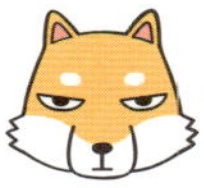

術後指示に応じた［　　　　　　］が重要です。血圧や［　　　　　］の上昇は［　　　　］の増大を、酸素飽和度の低下は［　　　］を疑います。

- **循環動態**：水分出納では、術中の［　　］量も考慮したIN-OUTバランスの管理や［　　　］測定も必要になります。
- **呼吸管理**：麻酔や気管内挿管により気道内分泌は増加するため、体位ドレナージや排痰援助《はいたんえんじょ》による気道浄化が大切です。
- **体温管理**：術中の体温は［　　　］しますが、手術の侵襲により体温が［　　　］することがあります。そのため体温が正常に保てるようにする必要があります。

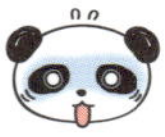

患者さんの変化に敏感になりましょう。次に起こることを予測して、意識的に観察することも必要です。

③ 神経内視鏡手術の特徴・適応疾患・合併症・看護を理解する

習得のコツ 開頭術との違いや、神経内視鏡術による治療方法を理解しましょう。

[　　] に合う語を選んで書き込んでみよう！
狭い　局所　小開頭　髄膜炎　小さな穴　狭い視野　神経内視鏡

1 特 徴

- 鼻や頭に [　　　　　　] をあけ、そこから [　　　　　　　　] （細いカメラ）を挿入し、カメラの画面を見ながら手術を行う手術方法です。
- 開頭手術に比べ手術の視野が [　　　] のが欠点ですが、[　　　] 麻酔でも可能です。

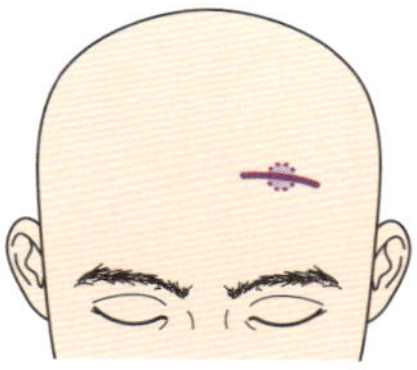

前頭部に数 cm 程度の皮膚切開を行い、頭蓋骨に直径 1 cm 程度の穴を開ける

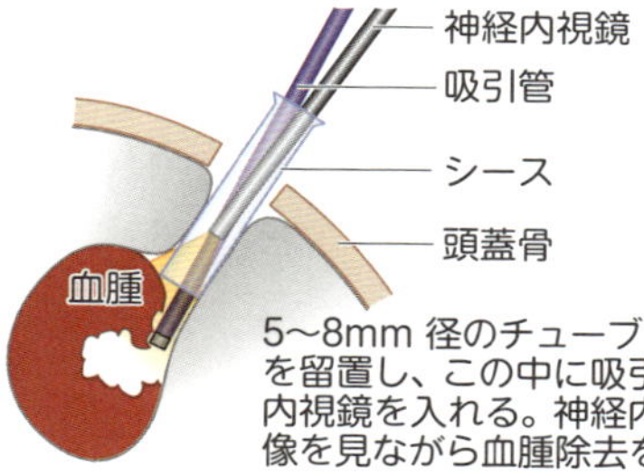

5~8mm 径のチューブ（シース）を留置し、この中に吸引管と神経内視鏡を入れる。神経内視鏡の画像を見ながら血腫除去を行う。

小切開《しょうせつかい》、[　　　　] で行い、手術時間も短いため患者の負担も少ないという利点があります。

2 適応疾患

神経内視鏡手術の適応疾患は、脳内血腫の血腫吸引術《けっしゅきゅういんじゅつ》、止血術、脳室内腫瘍《のうしつないしゅよう》の腫瘍生検《しゅようせいけん》術《じゅつ》、閉塞性水頭症《へいそくせいすいとうしょう》の第三脳室底開窓術《だいさんのうしつていかいそうじゅつ》（下図）などがあります。

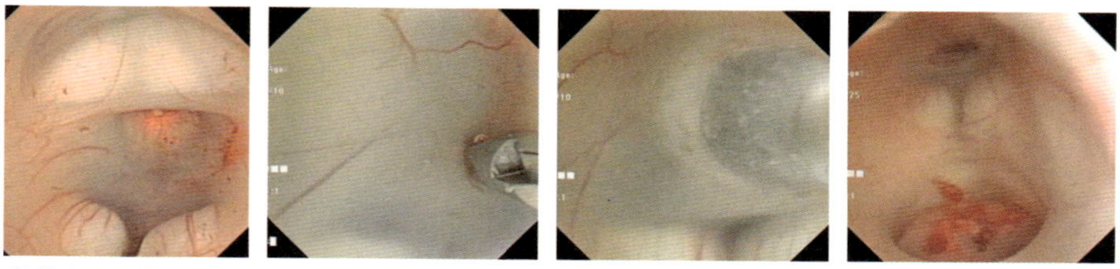

①術野の確認　②第三脳室底の穿孔　③バルーンカテーテルによる開窓部の拡張　④開窓の完了

〔岸田悠吾ほか. はじめての内視鏡下第三脳室底開窓術. 脳神経外科速報. 27（5）, 2017, 472-80. より転載〕

3 合併症

- **術後出血**：[　　　　　　] での止血操作は開頭手術より高い技術が必要になります。
- **感染症**：開頭術と同じく [　　　　　] です。手術により頭蓋骨に穴を開け、外界との交通ができるため感染のリスクが高くなります。

実践編Ⓑ　術式別の治療、看護を理解する（開頭術）

④ 穿頭術の特徴・適応疾患・合併症・看護を理解する

習得のコツ 穿頭術の治療を理解し、血腫や髄膜炎などの合併症に注意しましょう。

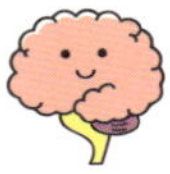

［　　］に合う語を選んで書き込んでみよう！
広　術創　出血　走行部　脳萎縮　髄膜炎　脳脊髄液　組織を生検　10〜20
頭蓋内圧亢進　脳室ドレナージ　シャントチューブ

1 特　徴

局所麻酔を用いて行う手術です。頭蓋内の［　　　］を抜いたり、［　　　　　　　　］したりする目的で行うことが多い方法です。［　　　　　　　　　　　］を行う場合や、［　　　　　　　　　　　］を脳室内に挿入するためにも行われる手術です。

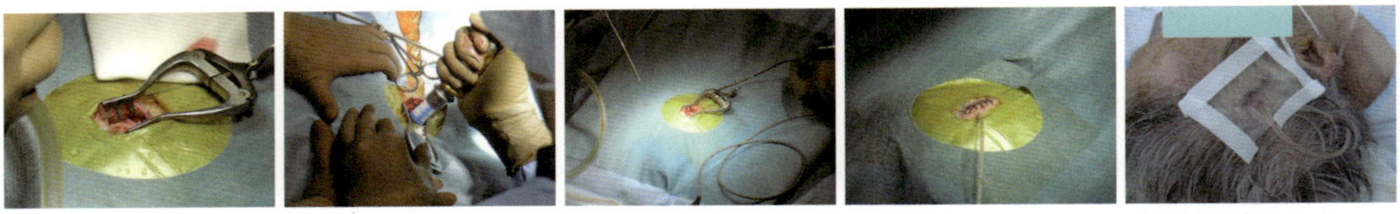

①皮膚切開　②穿頭　③血腫吸引・洗浄　④ドレーン留置・閉創　⑤創保護・ドレーン管理

（小林雄一．“外科手術一覧と特徴”．NEW はじめての脳神経外科看護．横井靖子編著．2023，53．より転載）

2 適応疾患

慢性硬膜下血腫《まんせいこうまくかけっしゅ》の穿頭血腫除去術《せんとうけっしゅじょきょじゅつ》（上図）や水頭症《すいとうしょう》の脳室ドレナージ術、脳室－腹腔短絡術（V-P シャント）・腰椎－腹腔短絡術（L-P シャント）、パーキンソン病の定位的脳深部刺激《ていいてきのうしんぶしげき》術《じゅつ》などがあります。

3 合併症

- **再貯留**：血腫を除去し、洗浄しても［　　　　　］%の症例で再び血腫が貯留《ちょりゅう》します。とくに高齢者で［　　　　　］が強い場合はもともとの硬膜下腔《こうまくかくう》が［　　］いため再貯留しやすいです。
- **感染症**：開頭術と同様に［　　　　　］に注意が必要です。穿頭部《せんとうぶ》・ドレーン挿入部からの［　　　　　　］の漏れは、感染のリスクを高めます。シャント術の場合は［　　　］、シャントチューブ［　　　　　］のどちらにも感染の想定をしておく必要があります。

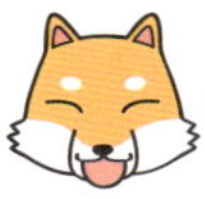

術後出血の確率は高くないですが、手術により頭蓋内環境が変化していることも含め［　　　　　　　　　］症状の観察は必要です。

実践編C　術式別の治療、看護を理解する（血管内治療）

① 血栓回収療法の特徴・適応疾患・合併症を理解する…1

習得のコツ 血栓回収療法のおおまかな流れをイメージできるようにしましょう。

［　　］に合う語を選んで書き込んでみよう！
吸引　太い動脈　ステント　大腿動脈　デバイス　カテーテル　引き戻して
血栓近位部　血栓遠位部　からめて回収

1 血栓回収の特徴

血《けっ》栓《せん》回《かい》収《しゅう》療《りょう》法《ほう》は、足の付け根などの［　　　　　］から、脳血管のつまった部位まで［　　　　　］を通し、血栓を網《あみ》の［　　　　　］で［　　　　　］したり、［　　　　　］して取り除き、つまった部分から先の脳血流を再開通させます。治療に使用するこれらの機器を総称して、［　　　　　］と呼びます。

※足の付け根の［　　　　　］以外にも、橈《とう》骨《こつ》動脈や上腕《じょうわん》動脈が穿刺部位として選択される場合があります。

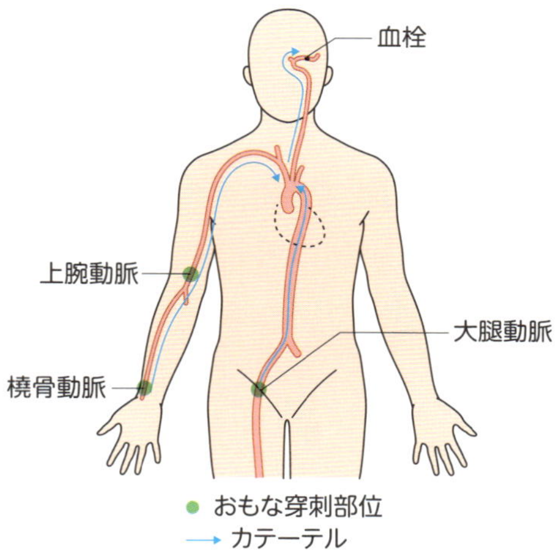

血栓回収療法の概要		
ステント型デバイス	・マイクロカテーテル内にステントが収納されており、ステントをカテーテルから出すと展開する。	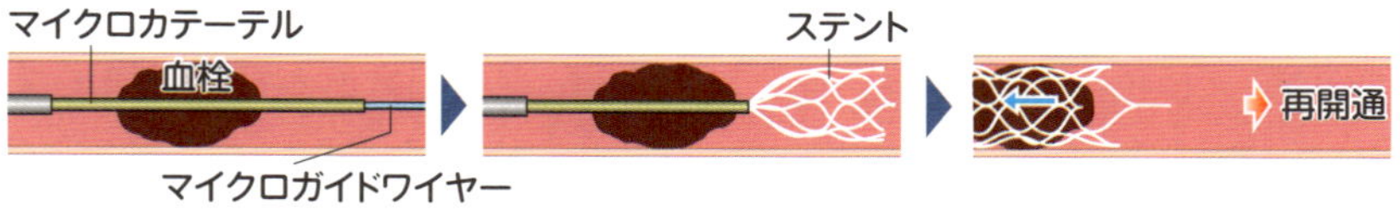 ①マイクロカテーテルを［　　　　　］に誘導する。 ②マイクロカテーテルを［　　　　　］ステントを展開し、血栓を捕捉する。 ③マイクロカテーテルを引き、捕捉した血栓を回収する。
吸引カテーテル	・血栓を吸引するための吸引器に、比較的大口径のカテーテルを接続して用いる。	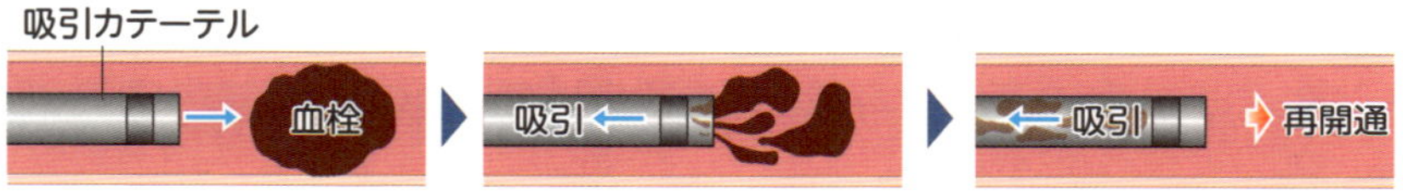 ①口径の大きなカテーテルを［　　　　　］に誘導し、吸引器につないで陰圧をかける。 ②陰圧により血栓を吸引し、血栓を除去する。 ③血栓がカテーテルより吸引される。

多くのデバイスがあり、メーカーや商品によって特性が異なるので、それぞれの特徴をよく理解しておきましょう。

① 血栓回収療法の特徴・適応疾患・合併症を理解する…2

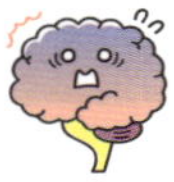

[ ] に合う語を選んで書き込んでみよう！（複数回使う語があります）
攣縮　出血　圧迫　閉塞　上昇　血圧　壊死　4.5　造影剤　シース　大きく
脳血管　抗凝固薬　出血傾向　rt-PA

2 適応疾患

大きな血栓という血のかたまりによってできた発症早期の脳梗塞に対する治療です。発症から [ ] 時間以上経過して [ ] 静《じょう》注《ちゅう》療《りょう》法《ほう》ができない場合や、[ ] 静脈療法を行っても効果がない場合に実施します。

3 合併症

- **頭蓋内出血**：動脈に挿入したカテーテルで [ ] を傷つけて破れることがあります。rt-PA 静注療法や術中の [ ] の使用により出血リスクが高くなります。

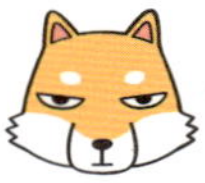

頭蓋内だけでなく、あわせて全身の [ ] にも注意しましょう。

- **脳血栓症**：カテーテル挿入の刺激で血管壁からはがれた破片が脳血管を [ ] することがあります。
- **血管攣縮**：カテーテルの刺激により血管が [ ] を起こすことがあります。
- **カテーテル刺入部からの出血または皮下出血**：カテーテル挿入の際に穿《せん》刺《し》する [ ]（カテーテルなどを挿入するために血管内に留《りゅう》置《ち》される管）は口径が [ ]、さらに rt-PA 静注療法後や、術中に [ ] を使用することで、出血しやすい状態です。
- **造影剤アレルギー**：術中に [ ] を使用するために起こります。
- **出血性脳梗塞**：脳梗塞を起こした血管は [ ] してもろくなっているため、そこに血流が再開すると、[ ] を起こすことがあります。

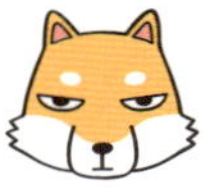

合併症予防のポイント

- **カテーテル刺入部からの出血または皮下出血**：穿刺部を一定時間 [ ] し安静を保ちます。
- **出血性脳梗塞**：血圧の [ ] で出血が起こりやすくなるため、医師からの指示の [ ] を維持することが重要です。

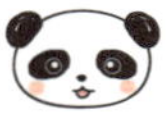

血栓回収療法によって起こり得る合併症にはどんなものがあるか、理解しておきましょう。

② 血栓回収療法の看護を理解する

習得のコツ 術前・術後のポイントを理解して、治療の一連の流れを把握しましょう。

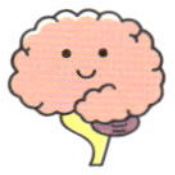

［　　］に合う語を選んで書き込んでみよう！（複数回使う語があります）
血圧　血栓　血流　出血　脳梗塞　鎮痛薬　神経徴候　酸素不足　体位変換
頭蓋内出血

1 術前の看護のポイント

①急性《きゅうせい》期《き》脳梗塞《のうこうそく》は、発症数時間以内に適切な治療を行うことが重要です。治療が遅れると予後にも影響を及ぼすため、看護師には迅速に対応しなければいけません。

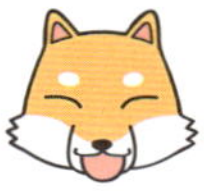

つまった［　　　］により途絶えた［　　　］を早く再開通させ、［　　　　　］で機能が停止した細胞の部分を［　　　　］に進行させないようにする必要があります。

②更衣・末梢《まっしょう》静脈《じょうみゃく》路《ろ》の確保・足背動脈《そくはいどうみゃく》の触知《しょくち》確認《かくにん》・穿刺部の剃毛《ていもう》・膀胱留《ぼうこうりゅう》置《ち》カテーテルの挿入・弾性《だんせい》ストッキングの着用などを進めます。同時に、同意書の確認や内服薬の確認、アレルギーの確認もしておきましょう。

③準備を進めながら、バイタルサインや［　　　　　］などの状態を把握しましょう。

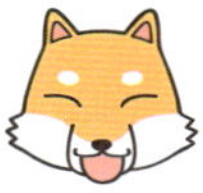

治療を受ける患者さんやご家族の不安や緊張への配慮も忘れないようにしよう。

2 術後の看護と観察のポイント

①**バイタルサインや神経徴候《しんけいちょうこう》の観察**：［　　　　　　］や脳梗塞が拡大する可能性があります。［　　　］が上がると出血リスクが高まるため、合併症を踏まえて［　　　］管理を厳重に行います。

②**カテーテル刺入部の観察**：穿刺部からの［　　　］などがないか経時的に観察します。

③**安静保持や安楽《あんらく》への援助**：穿刺部止血のためベッド上安静で過ごします。同一体位で腰痛など苦痛が起きやすいため、［　　　　　］や［　　　　］の使用ができることを説明し、安楽に過ごせるようにしましょう。

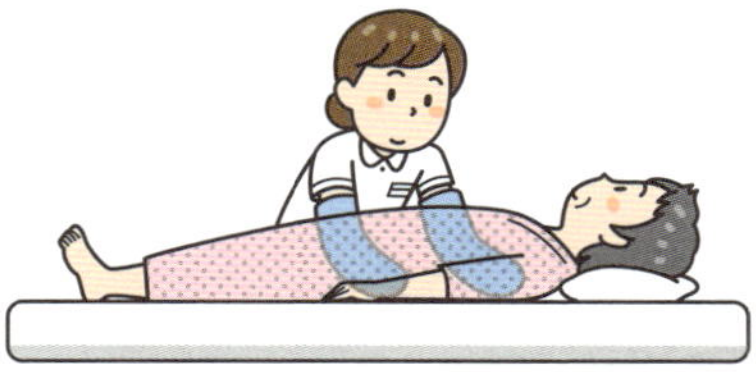

治療の遅れは予後にも影響します。一刻も早く治療が開始できるように努めることが、患者さんを救う一歩につながります。

③ コイル塞栓術の特徴・適応疾患・合併症を理解する

習得のコツ コイル塞栓術とはどのような治療なのか理解しましょう。

[　　] に合う語を選んで書き込んでみよう！（複数回使う語があります）

血栓　破裂　充填　未破裂　血管奇形　ステント　抗凝固薬　抗血小板薬　バルーンカテーテル

1 コイル塞栓術の特徴

脳動脈瘤《のうどうみゃくりゅう》にコイルと呼ばれるひも状のプラチナ合金を [　　　] する治療です。脳動脈瘤の形や大きさによっては [　　　　　　] や [　　　　　　　　　] を併用し治療を行うこともあります。

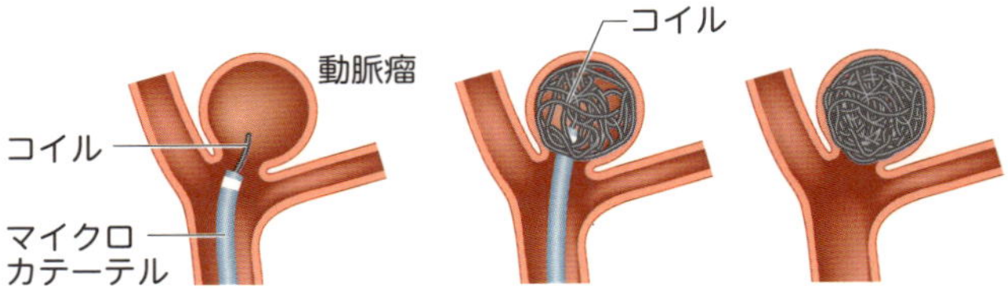

マイクロカテーテルを誘導し、コイルを動脈瘤に充填する。

傷が小さいため低侵襲ですが低リスクとは言い切れません。

2 適応疾患

脳動脈瘤に対する治療として行われます。[　　　] 脳動脈瘤と [　　　　] 脳動脈瘤のいずれも適応となります。[　　　　　] にもコイル塞栓術《そくせんじゅつ》が行われることがあります。

コイルだけでなくNBCA・Onyxという液体の塞栓物質もありますよ。

3 合併症

- **くも膜下出血**：[　　　　] 脳動脈瘤が破裂（[　　　] 脳動脈瘤の再破裂）し、くも膜下出血を発症する可能性があります。
- **脳梗塞**：コイルに形成された [　　　] が原因で脳梗塞を生じる可能性があります。
- **穿刺部トラブル**：脳梗塞予防のため [　　　　　] や [　　　　　　] を使用することが多いです。

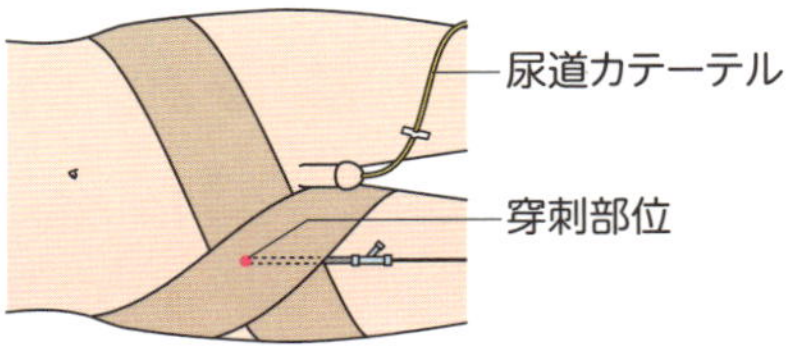

放射線を使用するため被曝《ひばく》による障害も遅発的に起こる可能性があります。

焦らず一つひとつ進んでいこう。穿刺部トラブルが起こりやすいので、穿刺部をこまめに観察し出血や血腫に注意しましょう。

実践編Ⓒ 術式別の治療、看護を理解する（血管内治療）

④コイル塞栓術の看護を理解する

習得のコツ 術前、術後のポイントを理解しよう。

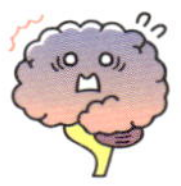

［　　］に合う語を選んで書き込んでみよう！

高く　止血　出血　血栓化　マーキング　不安の軽減　血栓症予防　ヨード造影剤
足背動脈触知　オリエンテーション

1 術前の看護のポイント

①手術前後の流れを説明し、患者さんの［　　　　　　　　］に努めましょう。

②造影剤を使用するためアレルギーの有無、内服している薬を確認しましょう。

③抗血小板薬や抗凝固薬の内服の有無を確認しましょう。

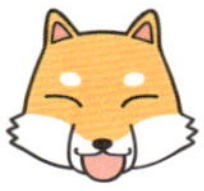

注意すべきポイント

- **患者説明**：患者さんは治療や合併症など漠然とした不安を抱えています。少しでも安心して治療が受けられるよう［　　　　　　　　　　　］が重要です。
- **内服薬の確認**：ビグアナイド系糖尿病薬は［　　　　　　　　　］と反応し乳酸アシドーシスを起こす可能性があります。血管内治療の場合は［　　　　　　　］のため術前でも中止せず内服している場合があります。

④足背動脈《そくはいどうみゃく》の触《しょく》知《ち》確認《かくにん》は術後、異常の早期発見につながります。忘れず［　　　　　　　　］を行いましょう。

●足背動脈のマーキング

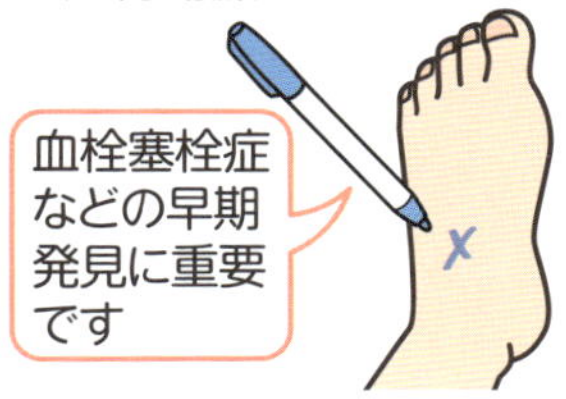

2 術後の看護と観察のポイント

①バイタルサインの観察：術直後はまだ動脈瘤は［　　　　］しておらず［　　　］リスクがあります。血圧が［　　　］ならないよう血圧指示を確認しましょう。

②カテーテル刺入部の観察：穿刺部に血腫がないか、また［　　　　　　　　　］に変化がないか観察します。術中に抗凝固薬を使用するため［　　　］に時間を要します。

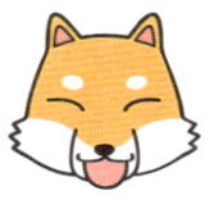

止血不良で血腫が大きくなると仮性動脈瘤を生じ、外科的処置が必要になる場合があります。

③安静保持や安楽への援助：p.69「実践編Ⓒ-2、③安静保持や安楽への援助」参照。

止血時の安静保持など苦痛が起こりやすい場面では、患者さんに寄り添ったケアを考えましょう。

⑤ 頸動脈ステント留置術(CAS)の特徴・適応疾患・合併症を理解する

習得のコツ 頸動脈ステント留置術とはどのような治療なのか理解しましょう。

［　　］に合う語を選んで書き込んでみよう！（複数回使う語があります）
50　80　狭窄　拡張　出血　頭痛　脳梗塞　脳出血　プラーク　不穏症状
頸動脈洞　血腫形成　カテーテル　抗血小板薬

1 頸動脈ステント留置術（CAS）の特徴

動脈硬化により細くなった頸動脈《けいどうみゃく》に、［　　　　　　］を使用してプラチナ合金製《ごうきんせい》のステントといわれる筒状《つつじょう》の網《あみ》を留置し［　　　］した血管を広げます。この手術を行うことで［　　　　］の発症・再発を予防します。

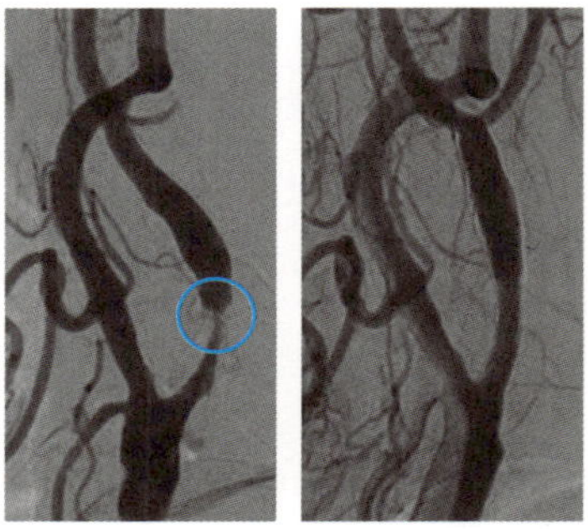

頸動脈狭窄　　ステント留置後

2 適応疾患

頸動脈の狭窄が［　　］%以上で何らかの症状があるもしくは、無症状で［　　］%以上の頸動脈の狭窄がある場合、適応になります。

脳梗塞を発症した際に頸動脈狭窄が発見された場合は、症状が安定してからCAS をすることが多いです

3 合併症

- **徐脈と低血圧**：内頸動脈の付け根に［　　　　　　］とよばれる血圧と脈拍を調節している部分があります。ここを刺激されると徐脈・低血圧が起きます。

アトロピン硫酸塩を投与します。

- **過灌流症候群**：狭窄《きょうさく》していた血管が［　　　］し脳への血流が急に増え、［　　　　］を起こすことがあります。［　　　］や［　　　　　　］、けいれんなどの症状がみられます。
- **脳梗塞**：動脈硬化の強い血管を［　　　］させるため狭窄部位にあった［　　　　　　］が遊離してしまい脳梗塞を発症することがあります。
- **穿刺部トラブル**：梗塞などの血栓症のリスクが高いため術前に［　　　　　　］を内服します。穿刺部からの［　　　］や［　　　　　　］など生じることがあります。

放射線を使用するため、被曝による障害も遅発的に起こる可能性があります。注意して観察しましょう。

⑥頸動脈ステント留置術（CAS）の看護を理解する

習得のコツ 術前・術後のポイントを理解しよう。

［　　］に合う語を選んで書き込んでみよう！（複数回使う語があります）
徐脈　細く　過灌流　脳梗塞　脈拍触知　不安の軽減　アトロピン硫酸塩

1 術前の看護のポイント

①手術前後の流れを説明し［　　　　　　　］に努めましょう。

②徐脈時に［　　　　　　　　　　　　］を使用します。緑内障《りょくないしょう》や前立腺肥大《ぜんりつせんひだい》、麻痺性《まひせい》イレウスのある患者さんへの使用は禁忌となります。既往歴の確認をしておきましょう。

③頸動脈狭窄《けいどうみゃくきょうさく》のある患者さんは全身のあらゆる血管も動脈硬化で［　　　］なっている可能性があります。術前から血圧や［　　　　　］に左右差があったのか把握しておくことで術後の異常の早期発見につながります。

④穿刺部位の剃毛《ていもう》や足背動脈《そくはいどうみゃく》の触知確認《しょくちかくにん》とマーキング、末梢《まっしょう》ルート確保、弾性《だんせい》ストッキングの着用、同意書の用意も忘れずに行いましょう。

他の血管内治療と同様に造影剤を使用します。アレルギーや内服薬の確認も必要です。

2 術後の看護と観察のポイント

①頸動脈洞刺激《けいどうみゃくどうしげき》による［　　　］・低血圧は、術中だけでなく術後もしばらく続くことがあります。低血圧は［　　　　］の原因につながるので血圧指示を必ず確認しましょう。

②［　　　　］が起きると不穏症状《ふおんしょうじょう》やけいれん、頭痛が出現することがあります。患者さんの様子が術前と異なる場合は注意が必要です。

③［　　　］を併発するリスクが高いため、意識レベルや麻痺の程度に変化がないか意識観察を行いましょう。

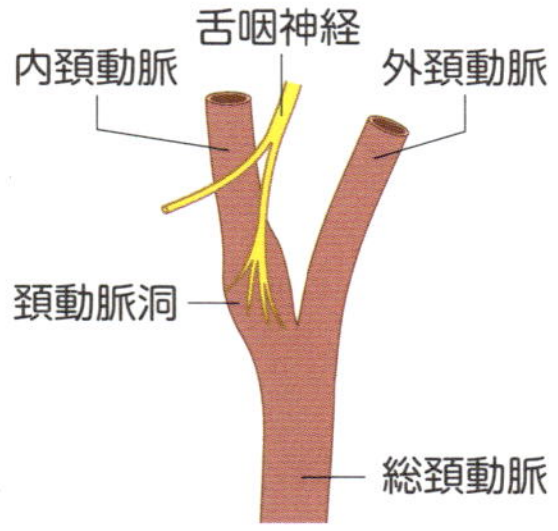

術後の過灌流は脳出血を引き起こすリスクがあるため、血圧が上がるような疼痛や苦痛を軽減するケアが重要です。

① 脳神経外科でよく使われる略語

習得のコツ わからない言葉に出会ったらすぐに調べよう。繰り返すことで頭に入るよ。

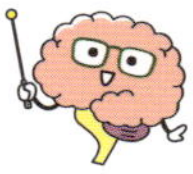

次の日本語に合う略語を［　　］に書き込んで覚えよう！

	日本語		略語
数字	3次元《じげん》デジタルサブトラクション血管撮影法《けっかんさつえいほう》	➡	[　　]
	3D CT 血管造影法《けっかんぞうえいほう》、3次元《じげん》CT 血管撮影《けっかんさつえい》	➡	[　　]
A	前大脳動脈《ぜんだいのうどうみゃく》	➡	[　　]
	前脈絡叢動脈《ぜんみゃくらくそうどうみゃく》	➡	[　　(AChA)]
	前交通動脈《ぜんこうつうどうみゃく》	➡	[　　,　　]
	アルツハイマー病《びょう》	➡	[　　]
	抗利尿《こうりにょう》ホルモン	➡	[　　]
	日常生活動作《にちじょうせいかつどうさ》（活動《かつどう》）	➡	[　　]
	急性硬膜外血腫《きゅうせいこうまくがいけっしゅ》	➡	[　　]
	前下小脳動脈《ぜんかしょうのうどうみゃく》	➡	[　　]
	筋萎縮性側索硬化症《きんいしゅくせいそくさくこうかしょう》	➡	[　　]
	急性硬膜下血腫《きゅうせいこうまくかけっしゅ》	➡	[　　]
	動脈原性脳塞栓症《どうみゃくげんせいのうそくせんしょう》	➡	[　　]
	動静脈瘻《どうじょうみゃくろう》	➡	[　　]
	動静脈奇形《どうじょうみゃくきけい》	➡	[　　]
B	脳底動脈《のうていどうみゃく》	➡	[　　]
	血液脳関門《けつえきのうかんもん》	➡	[　　]
	脳腫瘍《のうしゅよう》	➡	[　　]
C	頚動脈《けいどうみゃく》ステント留置術《りゅうちじゅつ》	➡	[　　]
	総頚動脈《そうけいどうみゃく》	➡	[　　]
	頚動脈内膜剥離術《けいどうみゃくないまくはくりじゅつ》	➡	[　　]
	脳梗塞《のうこうそく》	➡	[　　]
	脳灌流圧《のうかんりゅうあつ》	➡	[　　]

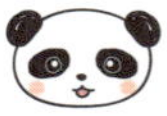

最初は先生や先輩の言っていることがわからなくても当たり前！ ひとつずつ身につけよう。

慢性硬膜下血腫《まんせいこうまくかけっしゅ》 → [,]

［脳脊《のうせき》］髄液《ずいえき》 → [ ]

コンピュータ断層撮影法《だんそうさつえいほう》 → [ ]

中心静脈圧《ちゅうしんじょうみゃくあつ》 → [ ]

D 抗血小板薬《こうけっしょうばんやく》2剤併用療法《ざいへいようりょうほう》 → [ ]

アルツハイマー型認知症《がたにんちしょう》 → [ ]

播種性血管内凝固《はしゅせいけっかんないぎょうこ》 → [ ]

直接経口抗凝固薬《ちょくせつけいこうこうぎょうこやく》 → [ ]

デジタル減算造影《げんざんぞうえい》［法《ほう》］、デジタルサブトラクションアンギオグラフィー

→ [ ]

深部静脈血栓症《しんぶじょうみゃくけっせんしょう》 → [ ]

拡散強調画像《かくさんきょうちょうがぞう》 → [ ]

E 外頸動脈《がいけいどうみゃく》 → [ ]

頭蓋外《ずがいがい》・頭蓋内《ずがいない》 → [ ]

硬膜外血腫《こうまくがいけっしゅ》 → [ ]

脳波《のうは》、脳波記録《のうはきろく》［法《ほう》］ → [ ]

筋電図《きんでんず》、筋電図検査《きんでんずけんさ》［法《ほう》］ → [ ]

てんかん → [ ]

F 局所性脳損傷《きょくしょせいのうそんしょう》 → [ ]

機能的自立度評価法《きのうてきじりつどひょうかほう》 → [ ]

フレア［法《ほう》］ → [ ]

G グラスゴーコーマスケール → [ ]

淡蒼球《たんそうきゅう》 → [ ]

H 長谷川式認知症《はせがわしきにんちしょう》スケール（改訂版《かいていばん》） → [ ]

高吸収域《こうきゅうしゅういき》 → [ ]

I 内頸動脈《ないけいどうみゃく》 → [,]

内包《ないほう》 → [ ]

内頸動脈分岐部《ないけいどうみゃくぶんきぶ》 → [ ]

脳内血腫《のうないけっしゅ》 → [ ]

頭蓋内圧《ずがいないあつ》 → [ ]

内頸動脈《ないけいどうみゃく》-後交通動脈《こうこうつうどうみゃく》 → [ ]

略語が覚えられないときは、何の単語で構成された略語なのかを考えてみよう。

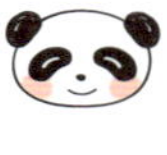

知《ち》能《のう》指《し》数《すう》 → [ ]

J ジャパンコーマスケール → [ ]

L 長《ちょう》下《か》肢《し》装《そう》具《ぐ》 → [ ]

腰《よう》椎《つい》穿《せん》刺《し》 → [ ]

腰《よう》椎《つい》腹《ふく》腔《くう》シャント、LP シャント → [shunt]

M 中《ちゅう》大《だい》脳《のう》動《どう》脈《みゃく》 → [ ]

中《ちゅう》大《だい》脳《のう》動《どう》脈《みゃく》の区《く》分《ぶん》 → [ ]

ミオクローヌスてんかん → [ ]

脳《のう》磁《じ》図《ず》、脳《のう》磁《じ》図《ず》検《けん》査《さ》 [法《ほう》]

→ [ ]

内《ない》側《そく》縦《じゅう》束《そく》 → [ ]

簡《かん》易《い》知《ち》能《のう》試《し》験《けん》 → [ ]

徒《と》手《しゅ》筋《きん》力《りょく》検《けん》査《さ》 → [ ]

磁《じ》気《き》共《きょう》鳴《めい》血《けっ》管《かん》造《ぞう》影《えい》 [法《ほう》]、MR《MR》血《けっ》管《かん》造《ぞう》影《えい》 [法《ほう》]

→ [ ]

磁《じ》気《き》共《きょう》鳴《めい》画《が》像《ぞう》 [法《ほう》] → [ ]

磁《じ》気《き》共《きょう》鳴《めい》スペクトル、磁《じ》気《き》共《きょう》鳴《めい》スペクトロスコピー

→ [ ]

モディファイドランキンスケール → [ ]

微《び》小《しょう》血《けっ》管《かん》減《げん》圧《あつ》術《じゅつ》 → [ ]

N 尾《び》状《じょう》核《かく》 → [ ]

NIH ストロークスケール → [ ]

正《せい》常《じょう》圧《あつ》水《すい》頭《とう》症《しょう》 → [ ]

O 起《き》立《りつ》性《せい》低《てい》血《けつ》圧《あつ》 [症《しょう》] → [ ]

作《さ》業《ぎょう》療《りょう》法《ほう》士《し》、作《さ》業《ぎょう》療《りょう》法《ほう》 → [ ]

P 後《こう》大《だい》脳《のう》動《どう》脈《みゃく》 → [ ]

後《こう》脈《みゃく》絡《らく》叢《そう》動《どう》脈《みゃく》 → [ ]

後《こう》交《こう》通《つう》動《どう》脈《みゃく》 → [ ]

パーキンソン病《びょう》 → [ ]

経《けい》皮《ひ》内《ない》視《し》鏡《きょう》的《てき》胃《い》瘻《ろう》造《ぞう》設《せつ》術《じゅつ》 → [ ]

後《こう》下《か》小《しょう》脳《のう》動《どう》脈《みゃく》 → [ ]

理学療法士、理学療法 ➡ [   ]

錐体路 ➡ [   ]

経皮経管血管形成術 ➡ [   ]

プロトロンビン時間国際標準化比

➡ [   ]

被殻 ➡ [   ]

Q 生活の質 ➡ [   ]

R 網様体 ➡ [   ]

関節可動域 ➡ [   ]

遺伝子組み換え組織型プラスミノゲン・アクティベータ（アルテプラーゼ）

➡ [   ]

S くも膜下出血 ➡ [   ]

上小脳動脈 ➡ [   ]

脳卒中ケアユニット ➡ [   ]

硬膜下血腫 ➡ [   ]

抗利尿ホルモン分泌異常症候群

➡ [   ]

短下肢装具 ➡ [   ]

標準失語症検査 ➡ [   ]

言語療法士、言語療法 ➡ [   ]

浅側頭動脈 ➡ [   ]

T T1〔ティーワン〕強調〔画像〕 ➡ [   ]

T2〔ティーツー〕強調〔画像〕 ➡ [   ]

T2*〔ティーツースター〕強調〔画像〕 ➡ [   ]

一過性脳虚血発作 ➡ [   ]

組織プラスミノゲン活性化因子 ➡ [   ]

V 椎骨動脈 ➡ [   ]

脳室心房シャント、VAシャント ➡ [shunt]

椎骨脳底動脈 ➡ [   ]

脳室圧 ➡ [   ]

脳室腹腔シャント、VPシャント ➡ [shunt]

引用・参考文献

超入門編

1）田村綾子ほか編．脳神経ナース必携 新版 脳卒中看護実践マニュアル：脳卒中リハビリテーション看護認定看護師 2015 年新カリキュラム準拠．第 2 版．大阪，メディカ出版，2015，413p.

2）奥宮暁子ほか．ナーシングレクチャー：脳に疾患をもつ人への看護．東京，中央法規出版，1998，178p.

3）高橋美香監修．脳神経疾患病棟観察・アセスメントスキルが身につく超実践プログラム 新人ナースお助けワクワク誌上研修：ブレインナーシング 2016 年春季増刊．大阪，メディカ出版，2016，271p.

4）岡庭豊．病気がみえる vol7：脳・神経．第 2 版．医療情報科学研究所編．東京，メディックメディア，2017，624.

5）河村満編．急性期から取り組む高次脳機能障害リハビリテーション：QOL 向上のために今すぐできる日常生活援助．大阪，メディカ出版，2010，263p.

6）鈴木千佳代編．ブレインナーシング / リハビリナース 2012 年合同臨時増刊：認定看護師が書いた やさしい脳卒中リハビリテーション看護．大阪，メディカ出版，2012，263p.

7）曷川元ほか．脳神経ケアと早期離床ポケットマニュアル．東京，丸善プラネット，2009，144p.

8）菊池晴彦総監修．Neuro Nursing Note：脳神経看護手帳．改訂 4 版．大阪，メディカ出版，2011，112p.

入門編

1）日本脳卒中学会 脳卒中ガイドライン委員会編．脳卒中治療ガイドライン 2021（改訂 2023）．東京，協和企画，2023，332p.

2）曷川元ほか．脳神経ケアと早期離床ポケットマニュアル．東京，丸善プラネット，2009，144p.

3）田村綾子ほか編．脳神経ナース必携 新版 脳卒中看護実践マニュアル：脳卒中リハビリテーション看護認定看護師 2015 年新カリキュラム準拠．第 2 版．大阪，メディカ出版，2015，p65.

4）近藤靖子編．はじめての脳神経看護：カラービジュアルで見てわかる！．大阪，メディカ出版，2014，p36.

5）久松正樹編，上山憲司ほか監．ナースが書いた 看護に活かせる脳画像ノート．東京，照林社，2020，128p.

6）荒木信夫ほか．脳卒中ビジュアルテキスト 第 4 版．東京，医学書院，2015，280p.

基礎編

1）日本脳卒中学会 脳卒中ガイドライン委員会編．脳卒中治療ガイドライン 2021（改訂 2023）．東京，協和企画，2023，332p.

2）亀山花子ほか編．脳神経外科ナース 1 年生 自分でつくれるはじめての看護ノート．岩崎孝一監修．大阪，メディカ出版，2017，79p.

3）上道真美，梅田麻由．これならわかる！脳神経外科ドレーン管理：ブレインナーシング別冊．大阪，メディカ出版，2014，80p.

4）酒井保治郎監，小宮桂治編．よくわかる脳の障害とケア：解剖・病態・画像と症状がつながる！東京，南江堂，2013，208p.

実践編

1）三野正ほか．大事なところがぜんぶわかる 脳神経ナースのための解剖生理ノート．BRAIN NURSING．36(1)，2019，12-36.

2）東海大学医学部付属八王子病院看護部編．本当に大切なことが 1 冊でわかる 脳神経．東京，照林社，2020，512p.

3）石井暁．改訂 2 版「超」入門 脳血管内治療．大阪，メディカ出版，2018，312p.

4）永田泉監，波多野武人ほか編．やさしくわかる脳卒中：急性期の検査・治療・看護・リハビリまで．東京，照林社，2019，272p.

5）岡崎貴仁ほか編．患者がみえる新しい「病気の教科書」：かんテキ 脳神経．大阪，メディカ出版，2019，432p.

6）日本脳卒中学会 脳卒中ガイドライン委員会編．脳卒中治療ガイドライン 2021（改訂 2023）．東京，協和企画，2023，332p.

7）田村綾子ほか編．脳神経ナース必携 新版 脳卒中看護実践マニュアル：脳卒中リハビリテーション看護認定看護師 2015 年新カリキュラム準拠．第 2 版．大阪，メディカ出版，2015，413p.

8）片山容一編．脳神経外科看護の知識と実際 第 3 版．大阪，メディカ出版，2007，261p.

9）篠原幸人ほか編．脳神経疾患のみかた ABC．東京，医学書院，1993，408p.

資料編

1）日本脳神経外科学会用語委員会編．脳神経外科学用語集．改訂第 3 版．http://jns. umin. ac. jp/member/files/yougo_ver3. pdf（2025 年 1 月閲覧）.

WEB動画の視聴方法（QR コード）

本書の QR コード（動画マーク）のついている項目は、WEB ページにてご利用いただくことができます。以下の手順でアクセスしてください。

■メディカ ID（旧メディカパスポート）未登録の場合

メディカ出版コンテンツサービスサイト「ログイン」ページにアクセスし、「初めての方」から会員登録（無料）を行った後、下記の手順にお進みください。

https://database.medica.co.jp/login/

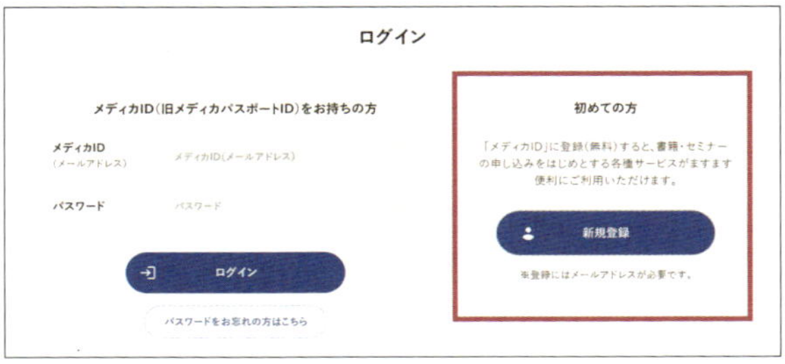

■メディカ ID（旧メディカパスポート）ご登録済の場合

①メディカ出版コンテンツサービスサイト「マイページ」にアクセスし、メディカ ID でログイン後、下記のロック解除キーを入力し「送信」ボタンを押してください。

https://database.medica.co.jp/mypage/

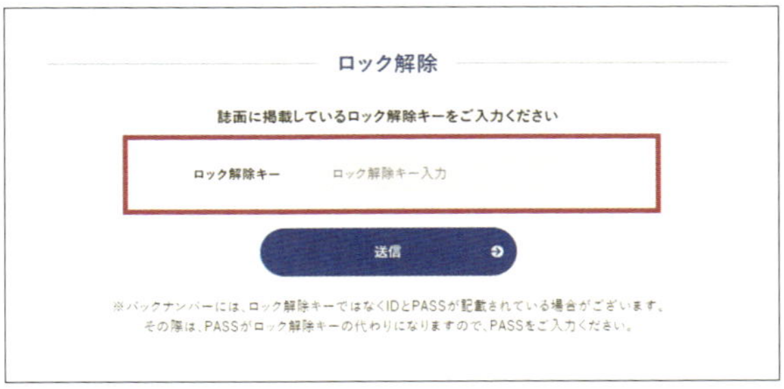

②送信すると、「ロックが解除されました」と表示が出ます。

③該当ページの QR コードを読み取り、表示されたページで動画を再生してください。

※ロック解除後は QR コードを使用せず、メディカ出版コンテンツサイトのマイページからご利用いただくことも可能です。

ロック解除キー　NOTE32635

＊ WEB ページのロック解除キーは本書発行日（最新のもの）より 3 年間有効です。有効期間終了後、本サービスは読者に通知なく休止もしくは終了する場合があります。

＊ロック解除キーおよびメディカ ID・パスワードの、第三者への譲渡、売買、承継、貸与、開示、漏洩にはご注意ください。

＊図書館での貸し出しの場合、閲覧に要するメディカ ID 登録は、利用者個人が行ってください（貸し出し者による取得・配布は不可）。

＊ PC（Windows ／ Macintosh）、スマートフォン・タブレット端末（iOS ／ Android）でご使用いただけます。推奨環境の詳細につきましては、メディカ出版コンテンツサービスサイト「よくあるご質問」ページをご参照ください。

NEW《ニュー》 脳神経外科《のうしんけいげか》ナース 1 年生《ねんせい》 0《ゼロ》 から学《まな》べて自分《じぶん》でつくれる
はじめての看護《かんご》ノート
―重要《じゅうよう》ポイントを「書《か》き込《こ》む」ことで、必要《ひつよう》な知識《ちしき》が得《え》られる！

2025年 5 月 1 日発行　第 1 版第 1 刷

監　修　谷口《たにぐち》 博克《ひろかつ》
編　著　梅田《うめだ》 麻由《まゆ》
発行者　長谷川 翔
発行所　株式会社メディカ出版
〒532-8588
大阪市淀川区宮原 3－4－30
ニッセイ新大阪ビル16F
https://www.medica.co.jp/
編集担当　西岡和江／岡哲也／石上純子
編集協力　加藤明子
装　幀　森本良成
本文ﾃﾞｻﾞｲﾝ　添田はるみ
本文ｲﾗｽﾄ　福井典子／川本満／岡澤香寿美
組　版　株式会社明昌堂
印刷･製本　株式会社シナノ パブリッシング プレス

© Mayu UMEDA, 2025

本書の複製権・翻訳権・翻案権・上映権・譲渡権・公衆送信権（送信可能化権を含む）は、(株) メディカ出版が保有します。

ISBN978-4-8404-8788-7　Printed and bound in Japan

当社出版物に関する各種お問い合わせ先（受付時間：平日 9：00 ～ 17：00）
●編集内容については、編集局 06-6398-5048
●ご注文・不良品（乱丁・落丁）については、お客様センター 0120-276-115

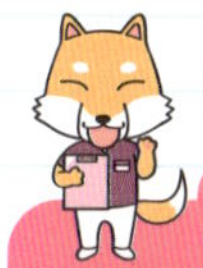

NEW

重要ポイントを
「書き込む」ことで、
必要な知識が得られる！

脳神経外科ナース1年生

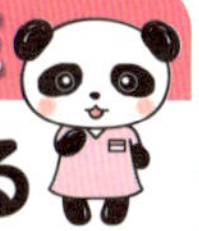

0《ゼロ》から学べて自分でつくれる

はじめての看護ノート

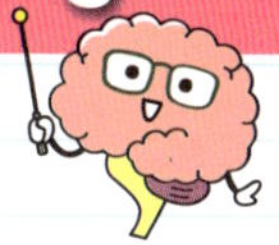

解答編

MC メディカ出版

※解説を全頁通して読めるように、解答編には書き込み欄がないページも含めて全頁掲載しています。

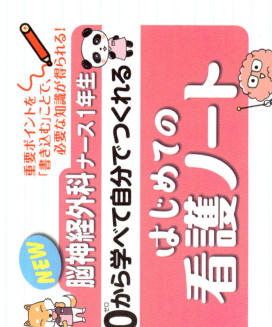

あなたの目標を決めてチャレンジしてみよう！

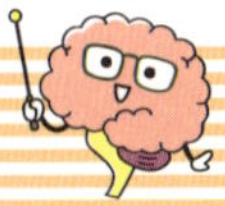

脳神経外科疾患は、病巣の場所や大きさによって、出現する症状はさまざまです。そのため、幅広い知識と、患者さんの症状に合わせた看護が必要になります。まず脳の構造を知り、疾患がどのように経過し、どのような症状が出るのかを理解しましょう。そして、患者さんの今後の生活の自立に向けた看護ができるよう、いっしょに頑張っていきましょう。

あなたの考えた半年間の目標を書き込んでみましょう！

1カ月目

- 病棟の１日の流れを理解することができる。
- 脳神経外科疾患についての基礎知識を学習する。
- 意識レベルや神経症状の観察方法を学習し、先輩看護師といっしょに観察することができる。

まずは病棟の流れに慣れて、どのような治療や看護が行われているかを学習しましょう。

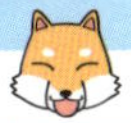

3カ月目

- 患者さんの状態を把握するために必要な情報収集ができる。
- 脳神経外科疾患の患者さんの観察を正しく行える。
- 脳神経外科疾患の病態と治療の流れが理解できる。

患者さんの状態は日々変化するため、それを見逃さないようにするには、しっかりと観察できることが大切です。

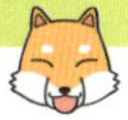

6カ月目

- 患者さんの観察を行い、異常時に報告・相談できる。
- 清拭、入浴介助、移乗、おむつ交換などの基本的な看護技術を習得し、患者さんの症状に合わせて安全な方法で日常生活援助が実践できる。
- 脳神経外科疾患の合併症が理解できる。

学習したことと、実際の患者さんの症状などを照らし合わせて、応用も必要になってきます。そのためには、まず、基礎をしっかり習得しましょう。

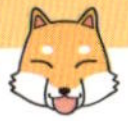

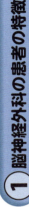

①脳神経外科の患者の特徴

脳は人間のすべての機能の中枢であり、脳の疾患は生命の安全を脅《おびや》かすことがあります。そして発症が突然であることや、何らかの意識障害や機能障害が残ることも少なくありません。また脳の部位によって、運動や言葉、思考など、さまざまな働きが決まっているため、損傷の部位や大きさによって、症状は人それぞれ違います。よくある症状として、意識障害、運動麻痺、失語などの言語障害、嚥下障害、高次脳機能障害などがあります。さらに、脳神経外科の患者さんの多くは、自分に何が起こっていて何ができなくなっているのかなどを理解する力が低下していたり、意識障害などによって自分の意思を伝えることが難しい状況にあります。そのため看護師は、病態に合わせてしっかりと観察を行い、何を優先すべきなのかアセスメントすることが重要になります。

急性期では、血圧など循環動態を安定させるなど、脳の組織への影響を最小限にして重篤《じゅうとく》化《か》を回避することが何より重要です。しかし安静臥床が長引くと、身体を動かさないことによって全身のあらゆる部位や心身機能が衰える「廃用症候群《はいようしょうこうぐん》」が引き起こされます。筋力低下や関節拘縮《こうしゅく》、心肺機能や消化器機能の低下、またうつ症状などのさまざまな精神症状が現れ、回復を遅らせることにつながるため、「廃用症候群」の予防はとても重要です。そのために一番大切なことは『早期離床』です。早期から適切なリハビリテーション看護を行う必要があります。また発症前と同じように生活することはできなくなることが多いため、新たに生活を立て直さなければなりません。リハビリテーション看護では、患者さんの自立に向けて、セルフケア能力を高めることを目指します。

そこで大切なことは、患者さんの「その人らしさ」を支えることです。患者さんの何かをしたいという気持ちや行動を尊重して支援することがとても重要です。脳神経外科の患者さんは、さまざまなことができなくなったり、意識障害や認知能力の低下などが起こったりすることにより、「その人らしさ」が脅かされやすい状況にあります。そのことを念頭に置いて、その人の尊厳を尊重した「全人的ケア」を行うことがとくに重要です。

また家族のことを“患者の介護者や支援者”として捉《とら》えるのではなく、家族もケアの対象であるということを忘れないでくださいね。脳神経外科の患者さんの家族は、突然襲ってきた自分の大切な家族の命の危機や機能障害という、これまで経験したことのない困難な状況に直面し、強い不安や困惑、恐怖といった危機状態に陥ります。このような家族の状況を理解して支援することがとても重要なのです。

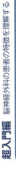

②運動機能障害

習得のコツ 運動の指令がどのように伝わるのかを理解しましょう。

［　　］に合う語を選んで書き込んでみよう！（複数回使う語があります）
延髄　脊髄　反対　内包　骨格筋　運動野　錐体路　随意運動　錐体交叉

- 自分の意思で行う運動を［随意運動《ずいいうんどう》］といいます。
- 運動の指令は脳の［運動野《うんどうや》］から出て、神経線維の束となって［内包《ないほう》］を通り、中脳、橋を経て［延髄《えんずい》］で左右の反対側に交叉します（錐体交叉）。
  その後、脊髄を通って、筋肉に伝わります。
- この運動の指令が通る経路を［錐体路《すいたいろ》］といいます。
- 運動麻痺は障害された脳の［反対］側に出ます。
- 運動野の中でも、身体のどの部位に指令を出すのか場所が決まっています。

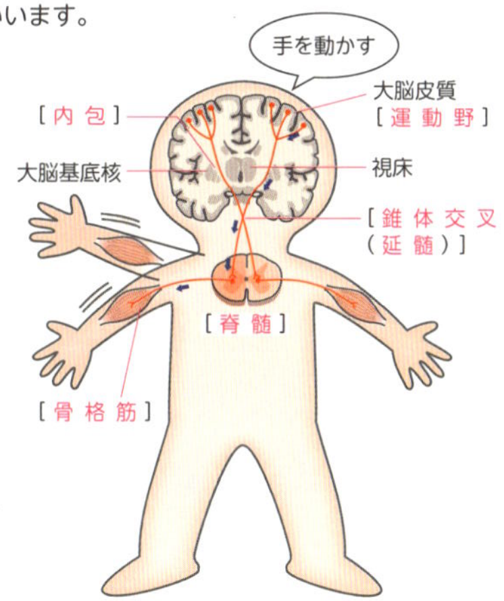

●ペンフィールドの脳地図：運動野

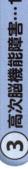

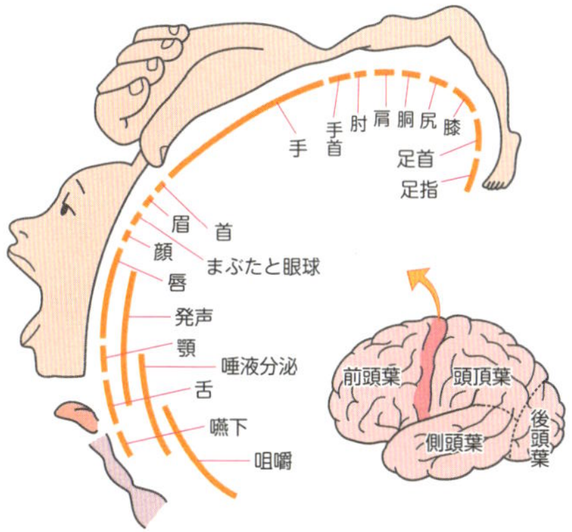

運動麻痺は手足だけではなく、体幹や顔、舌など、どこにでも起こります。
脳のどこが働いているのか考えながら自分の身体を動かしてみるのも面白いですよ。

③高次脳機能障害…1

習得のコツ まず高次脳機能障害とは何かを知りましょう。

［　　］に合う語を選んで書き込んでみよう！（複数回使う語があります）
左　聴　視　記憶　注意　感覚　失語　判断　理解　運動　話す　行動　空間
表出　可能　非流暢　見えない　理解する　日常生活　言語機能

1 高次脳機能障害とは

- 高次脳機能とは人間が人間らしく生活を送っていくために必要な、言語、行為、認知、記憶、注意、判断などの機能のことです。この機能の障害が高次脳機能障害で、［失語］、失行、失認、［記憶］障害、［注意］障害などがあります。
- 高次脳機能障害は、外見からはわかりにくいのが特徴で、よく［見えない］障害といわれます。
- 障害は入院中よりも［日常生活］で出現しやすくなります。

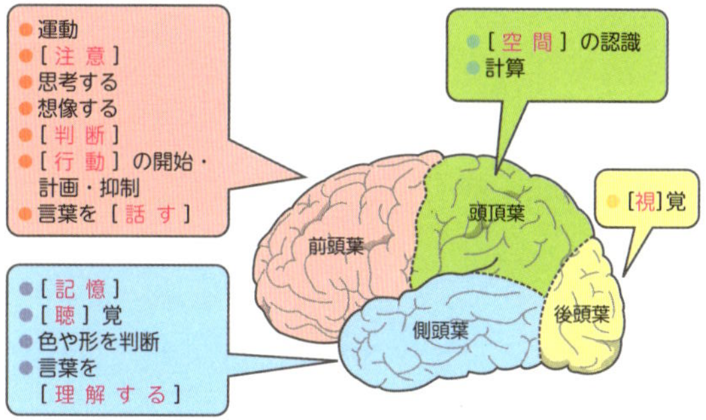

2 失語

- 読む・書く・話す・聞くなどの［言語機能］が障害された状態です。
- 言語の［表出《ひょうしゅつ》］（話す、書く）を担う［運動］性言語中枢（Broca《ブローカ》野）
- 言語の［理解］（聞く、読む）を担う［感覚］性言語中枢（Wernicke《ウェルニッケ》野）
- これらの言語中枢はともに、9割以上の人で［左］脳にあります。

●運動性失語

- 言葉の理解は［可能］です（軽度の障害の例もあります）。
- 発話は［非流暢《ひりゅうちょう》］で、言いたいことを話せません。初期には発語がない場合もあります。
  会話中に言葉が出てこなかったり、物の呼称ができなくなります。
- 音の一部を誤ることが多いです。例：とけい（時計）⇒ たけい

③ 高次脳機能障害…2

［　　］に合う語を選んで書き込んでみよう！（複数回使う語があります）
刺激　感覚　流暢　注意　手順　非言語　使い方　不可能　短い文章

●感覚性失語

- 言葉の理解は［ 不 可 能 ］で、発話は［ 流 暢《りゅうちょう》 ］ですが、意味が通じない話をします。
- 違う単語に言い誤ることが多いです。例：とけい（時計）⇒ メガネ

看護のポイント

- 単語、または［ 短 い 文 章 ］で、ゆっくりと話しましょう。
- ジェスチャーや絵など、［ 非 言 語 ］のコミュニケーションを使いましょう。
- 患者さんの落ち着く環境で話しましょう。

3 失 行

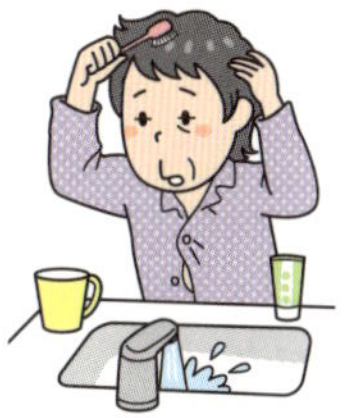

- 手足は動かせる（運動麻痺などの機能障害ではない）のに、目的にあった行動ができなくなります。
- 慣れているはずの道具の［ 使 い 方 ］や［ 手 順 ］がわからなくなります。
- 衣服を正しく着たり脱いだりできなくなります。

4 失 認

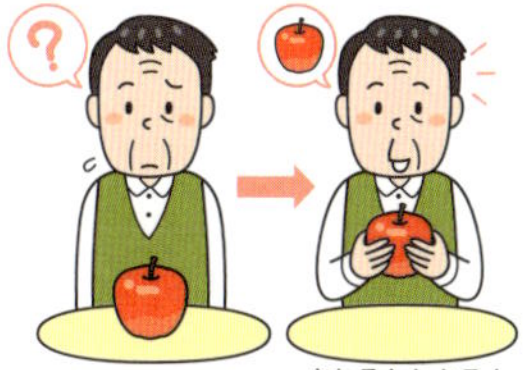

- 視力や聴力に障害はないが、知っているものを見たり聞いたりしても、それが何だかわからなくなることを失認といいます。
- 他の［ 感 覚 ］を用いれば認識できます。

5 注意障害

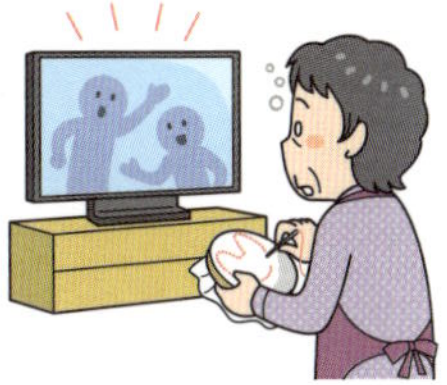

- 注意障害とは、［ 注 意 ］の機能が障害されて、［ 注 意 ］を適切に向けられない状態のことです。
- 同時に複数のことができなくなります。
- 小さな刺激でも気が散ってしまい、動作が中断されます。
- ［ 刺 激 ］をなくし、集中しやすい環境を整えましょう。

③ 高次脳機能障害…3

［　　］に合う語を選んで書き込んでみよう！（複数回使う語があります）
左　右　大脳　海馬　手順　計画　環境整備　新しい　思い出す

6 記憶障害

- 記憶は脳の内側にある［ 海 馬《かいば》 ］で一時的に保存され、重要なものだけが［ 大 脳 ］に送られて、長期的な記憶となります。
- 記憶の「記銘《きめい》」「保持《ほじ》」「想起《そうき》」の３段階のいずれかが障害され、［ 新 し い ］ことが覚えられなくなったり、［ 思 い 出 す ］ことができなくなる状態が記憶障害です。

7 半側空間無視

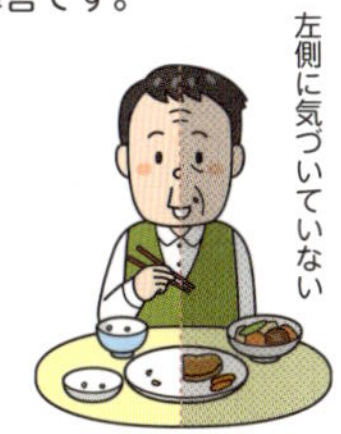

- 視力や視野に問題がないのに、片側の空間が認識できない状態。
- 多くは［ 左 ］側半分の空間を無視します。
- 左側の物に気づかないので、左側の物にぶつかったり、食事でお皿の左半分を残したりします。

看護のポイント

- 転倒や何かにぶつかることを避けるため、［ 環 境 整 備 ］をしましょう。
- 食事は［ 右 ］側にセッティングしましょう。
- 患者さんに［ 左 ］側の認識を意識づけてもらうようにしていきましょう。

8 遂行機能障害

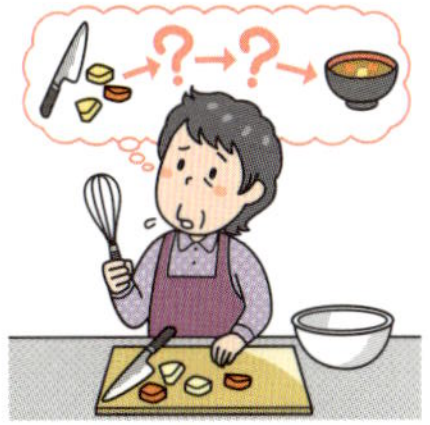

- 何かをしようとするときに、どんな方法でどのような［ 手 順 ］ですればいいか［ 計 画 ］して行動するという機能が障害され、段取りが悪くなります。その他に、予定外のことに臨機応変に対応できなくなる、仕事などの優先順位がつけられなくなる、計画的な買い物ができなくなることもあります。

9 社会的行動障害

- 感情のコントロールができない、我慢ができない、すぐカッとなる、周囲に興味がなく意欲がわかない、などの行動をとってしまい、社会生活が難しくなります。

④ 意識障害

習得のコツ 意識とは何かを知り、意識障害のメカニズムを理解しましょう。

[　　] に合う語を選んで書き込んでみよう！（複数回使う語があります）
呼吸　血圧　脈拍　体温　脳幹　視床　認識　程度　医師　覚醒度　大脳皮質　大脳全体

- 意識には次の２つがあります。

①**意識レベル**（[覚 醒 度]）：覚醒しているかどうか

②[認 識] **機能**：自分や周囲のことをどれだけ認識しているか

この２つのどちらか一方、また両方とも障害された状態を意識障害といいます。

- 意識は末梢からの感覚刺激を受けて [脳《のう》 幹《かん》] にある脳幹網様体《のうかんもうようたい》から [視《し》 床《しょう》] を通り [大《だい》 脳《のう》 皮《ひ》 質《しつ》] に伝わり覚醒状態となります。
- このため [脳 幹]、[視 床]、[大 脳 皮 質] のどれかが障害されると意識障害が起こります。
- 意識障害があるということは、広範な [大 脳 全 体] の障害や、生命維持の中枢の [脳 幹] の障害が考えられるため、注意が必要です。

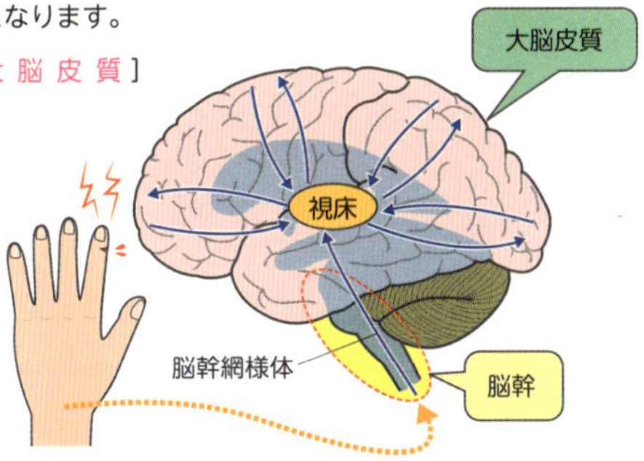

看護のポイント

- まず [呼 吸]、[血 圧]、[脈 拍]、[体 温] などバイタルサインをチェックします。
- 意識障害の [程 度] を定期的に観察し、変化があれば直ちに [医 師] に報告します（観察方法は、p.17「入門編Ⓑ-1」を参照）。
- 脳の障害以外で出現する意識障害もあるため、原因のアセスメントが重要です。

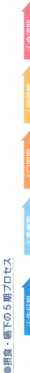

⑤ 摂食・嚥下障害

習得のコツ 摂食・嚥下の過程をプロセスで理解しましょう。

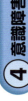

[　　] に合う語を選んで書き込んでみよう！（複数回使う語があります）
5　QOL　覚醒　意識　認知　咽頭　口腔内　誤嚥性肺炎　ポジショニング

- 摂食・嚥下とは、食物の [認 知] から始まり、食物を [口 腔 内] に取り込み、[咽 頭]、食道を通り胃に送るまでの過程のことで、[5] 期に分けて考えられています。
- 脳疾患で起こる摂食・嚥下障害の原因は、[意 識] 障害、[認 知] 機能の低下、口腔周囲や姿勢を保つ器官の運動麻痺などがあります。
- 摂食・嚥下障害では、低栄養、脱水、[誤《ご》 嚥《えん》 性《せい》 肺《はい》 炎《えん》]、窒息などのリスクがあります。

●摂食・嚥下の５期プロセス

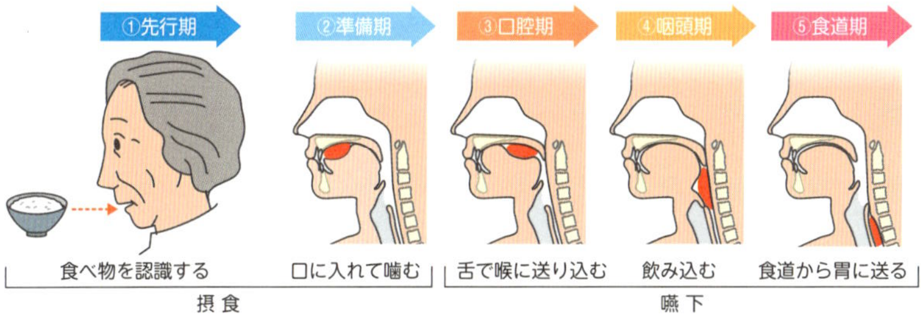

看護のポイント

- 「食べる」ことは生きるための機能であるだけでなく、楽しみや人とのつながりの場でもあるため、摂食・嚥下障害への介入は患者さんの [Q O L] に大きく影響します。
- [覚 醒] を促し、意識状態を改善させます。
- 安静時から、食べる姿勢の維持のための [ポ ジ シ ョ ニ ン グ] を行うことが大切です。
- 口腔内の環境（清潔保持や義歯の調整など）や口腔機能の改善を行います。
- 障害に合わせて、食べやすい食事の形態を選択します。

超入門編 脳神経外科の患者の特徴を理解する

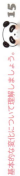

⑥ メンタルケア

習得のコツ 患者さんがどのような体験をしているか理解しましょう。

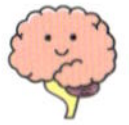

[　　] に合う語を選んで書き込んでみよう！
落胆　不安　恐怖　うつ病　とまどい　危機状態

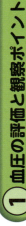

- 突然の発症で、自分に起こっていることを理解できず［と ま ど い］を感じます。
- さまざまな症状や、脳の疾患ということで［不 安］や［恐 怖］に襲われます。
- 自分の身体の障害を実感しはじめると［落 胆］します。
- リハビリテーションは、回復への期待とともに障害を再認識する機会でもあり、生きる意味が見出せなくなることもあります。
- 脳卒中後、［う つ 病］を発症することもあります。
- 障害を抱えたまま生きていくことを、少しずつ受け入れられるようになります。
  しかし、いつでも再び［危 機 状 態］に戻る可能性はあり、生活を送る中で、前に進んだり戻ったりという経過を繰り返しています。

入門編Ⓐ バイタルサインの観察のポイントを理解する

① 血圧の評価と観察ポイント

習得のコツ 病態に応じた血圧コントロールを理解しましょう。

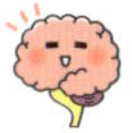

[　　] に合う語を選んで書き込んでみよう！（複数回使う語があります）
徐　血液　血圧　疼痛　刺激　発熱　心臓　脳血流量　クッシング

1 血圧とは

［心 臓］が［血 液］を全身へ送り出す圧力のことです。血圧＝心拍出×血管抵抗

2 自動調整機能

脳には［血 圧］が変動しても一定の［脳 血 流 量］を保つ働きがあります。しかし、脳梗塞などによりこの脳血流自動調整機能が機能しなくなると、血圧が低下した場合、それに伴って［脳 血 流 量］も減ってしまいます。

頭蓋内圧亢進の状態では、脳血流の低下を改善しようと交感神経が刺激され、全身の［血 圧］を上昇させて［脳 血 流 量］を補おうとします。これを［ク ッ シ ン グ］現象といい、［徐］脈を伴います。

3 疾患（急性期）・病態に応じた血圧コントロール

疾患名	血圧管理のポイント
脳梗塞	収縮期血圧＞220mmHg または拡張期血圧＞120mmHg が持続する場合や、大動脈解離・急性期心筋梗塞・心不全・腎不全などが合併している場合は慎重な降圧療法を行うことが考慮される。
脳出血	できるだけ早期に収縮期血圧を 140mmHg 未満に降圧し、7 日間維持する。
くも膜下出血	軽症、中等症では収縮期血圧を 160mmHg 未満に降圧する。

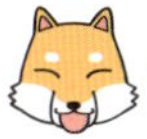

- 脳出血やくも膜下出血では再出血予防のため血圧を低めに維持させます。
- 脳梗塞の場合、血圧低下は脳血流を低下させ梗塞巣拡大につながるため積極的な降圧は行いません。

●血圧上昇因子

［疼 痛］、苦痛、［刺 激］、体動、［発 熱］などがあげられ、降圧薬の投与のほかにも血圧を上昇させる因子の除去が必要です。

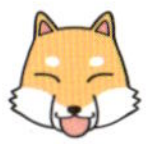

看護のポイント

血圧上昇時はやみくもに血圧を下げるのではなく、血圧上昇の原因を検索し病態を考慮して対応しましょう。

① 意識レベルの評価を理解する

習得のコツ 意識レベルの評価は2種類の方法を用います。日本ではJCSが一般的です。

[　]に合う語を選んで書き込んでみよう！

3桁　低い　高い

1 JCS（ジャパンコーマスケール）

- おもに日本で広く使用されます。
- 覚醒の程度によって、Ⅰ（1桁）、Ⅱ（2桁）、Ⅲ（[3]桁）の3段階に分け、それをさらに[3]段階に分けます。
- 数字が[高い]ほど重症です。
- 弱い刺激から観察し、徐々に強い刺激に変えていきます。

〈表記例〉[JCS-10]

●Japan Coma Scale (JCS)

Ⅰ 刺激しなくても覚醒している状態（せん妄・運動）
1. だいたい清明だが、いまひとつはっきりしない (1)
2. 見当識障害がある (2)
3. 自分の名前、生年月日が言えない (3)

Ⅱ 刺激すると覚醒し、刺激をやめると眠り込む状態（昏迷・傾眠）
1. 普通の呼びかけで開眼する (10)
2. 大きな声、または全身を揺さぶることにより開眼する (20)
3. 痛み刺激を加え、呼びかけるとかろうじて開眼する (30)

Ⅲ 刺激しても覚醒しない状態（昏睡・半昏睡）
1. 痛み刺激に対し、払いのけるような動作をする (100)
2. 痛み刺激で手足を動かしたり、顔をしかめたりする (200)
3. 痛み刺激に反応しない (300)

2 GCS（グラスゴーコーマスケール）

- 世界中で使用されます。
- 開眼機能 (E)・言語機能 (V)・運動機能 (M) をそれぞれ点数化し、合計します。
- 最良は15点、最低は3点となります。JCSと異なり、数字が[低い]ほど重症です。

〈表記例〉「8 (E1, V3, M4)」

●Glasgow Coma Scale (GCS)

観察項目	反応	スコア
開眼 (E) (eye opening)	自発的に開眼する	4
	呼びかけにより開眼する	3
	痛み刺激により開眼する	2
	まったく開眼しない	1
最良言語反応 (V) (best verval response)	見当識あり	5
	混乱した会話	4
	混乱した言葉	3
	理解不明の音声	2
	まったくなし	1
最良運動反応 (M) (best motor response)	命令に従う	6
	疼痛部を認識する	5
	痛み刺激に対して逃避する	4
	異常屈曲	3
	伸展する	2
	まったくなし	1

3 観察方法 【動画1：JCS観察】

動画1

意識レベルの確認は脳外科看護師の必須項目だよ！

JCSとGCSの表を持ち歩くと便利だよ。

入門編A バイタルサインの観察のポイントを理解する

② 体温・脈拍・呼吸の変化を理解する

習得のコツ 基本的な変化について理解しましょう。

[　]に合う語を選んで書き込んでみよう！（複数回使う語があります）

橋　酸素　中枢　延髄　脳浮腫　脳梗塞　クーリング　視床下部　循環血液量

1 体温

- 体温は、[視床下部]にある温中枢と冷中枢が調節しているため、その部位が障害されると体温調節ができず、[中枢]性の発熱がみられます。
- 発熱は脳の[酸素]やエネルギーの消費を増加させ、[脳浮腫]を引き起こします。
- 体温上昇による発汗から脱水を引き起こし、[循環血液量]が減少すると、[脳梗塞]のリスクが高まります。

部位	体温
腋窩	36〜36.7℃
口腔・粘膜	36.5〜37℃
直腸	37〜37.5℃

中枢性熱の特徴と看護
- 四肢冷感、体幹部や頸部、顔面が赤くなります。
- 解熱剤の効果が乏しいため[クーリング]で対応しましょう。

2 脈拍

- 成人の安静時脈拍：60〜100回/分
- 脳卒中を引き起こす不整脈・心房細動、完全房室ブロック、心房頻拍、不全症候群、心房内の酸素の取り込みが少ないと心拍に注意し、モニタリングが必要です。

3 呼吸

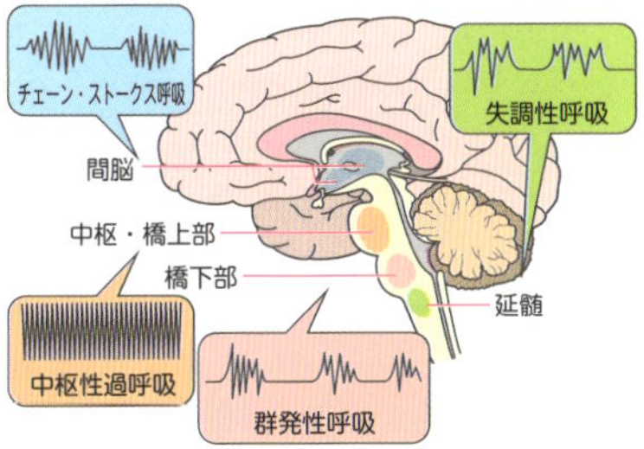

- 成人の呼吸回数：15〜20回/分
- 脳では体内に取り込んだ酸素の20〜25%を消費し、[酸素]の取り込みが少ないと脳へ大きく影響を与えます。
- 呼吸中枢は[延髄]と[橋]に存在します。
- 大脳皮質や[視床下部]も呼吸リズムに影響を与えます。

失調性呼吸
中枢・橋上部
間脳
中枢・橋下部
延髄
チェーン・ストークス呼吸
中枢性過呼吸
群発性呼吸

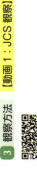

急性期脳卒中の患者さんでは血圧、脈、心電図を継続的にモニタリングすることが勧められています。

●異常呼吸

- 脳の障害を受ける場所によって、さまざまな異常呼吸（上図）が引き起こされます。

異常な変化があれば先輩ナースに報告しましょう！

入門編B 神経症状の見方を理解する

② 瞳孔と眼球運動の見方を理解する

習得のコツ 瞳孔は、瞳孔の大きさ、対光反射、左右差などを観察します。

[ ]に合う語を選んで書き込んでみよう！

動眼　外側　反対　自然光　共同偏視　対光反射　障害側　脳ヘルニア

1 瞳孔（対光反射・瞳孔不同）

①まず瞳孔の大きさを観察します。対光反射を確認する前の［自然光］、対光反射に光を当て、［対光反射］を観察します。

直接：光を当てた側の瞳孔の変化をみる　間接：光を当てた側とは反対側の瞳孔の変化をみる

評価	正常	縮瞳	散瞳	瞳孔不同	針先瞳孔
	直径2.5〜4mm	直径2mm以下	直径5mm以上	左右差0.5mm以上	両眼の著しい縮瞳

●瞳孔不同の原因は：[脳ヘルニア]、脳動脈瘤（内頸動脈、内頸動脈、後交通動脈分岐部など）、腫瘍などが[動眼]神経を圧迫することにより起こります。糖尿病でも起こります。

2 眼球運動（共同偏視）

●［共同偏視］とは、両目が同じ方向または対称性を持って偏って位置する状態のことです。

●けいれん時は刺激を受けた場所と［反対］に眼球偏位が起こり、脳病変では、障害側からの刺激がなくなるため、［障害側］を見るように眼球偏位が起こります。

瞳孔観察のポイント
・急に瞳孔に光を入れないように、[外側]から光を当て、少しずつ内側に光を入れます。
・瞳孔を見る時は専用のペンライトを使用します。

対光反射をみる際、ペンライトなどの近くのものを見つめると、輻輳反射の刺激により縮瞳するため、遠くを見つめてもらいます。

動画2

瞳孔の観察は毎日するように慣れてくるよ！

入門編B 神経症状の見方を理解する

③ 運動麻痺の評価を理解する…1

習得のコツ 運動麻痺を理解し、障害部位を把握しましょう。

[ ]に合う語を選んで書き込んでみよう！

脳幹　内包　運動野

1 運動麻痺の原因

●運動は、大脳皮質の［運動野］からの指令が［内包］、[脳幹]、脊髄、末梢神経を通り、筋線維まで伝達されて起こります。

●運動麻痺の原因は、大脳皮質、この運動を伝達する運動システムのどこかに病変が生じ、随意運動の障害が生じることです。

●麻痺の程度によって「完全麻痺」と「不全麻痺」、さらに筋力低下のみられる身体部位に応じて「単麻痺」「片麻痺」「対麻痺」「四肢麻痺」のように分類されます。

運動の伝達
大脳皮質運動野 → 内包 → 脳幹（中脳・橋・延髄） → 脊髄（頸髄・胸髄・腰髄） → 末梢神経 → 神経筋接合部 → 筋線維

上位運動ニューロン / 下位運動ニューロン

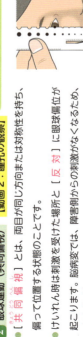

	単麻痺	片麻痺	対麻痺	四肢麻痺
症状				
	●四肢の一肢だけの麻痺	●一側の上下肢の麻痺	●両側の下肢の麻痺	●四肢すべての麻痺
障害部位の例	①大脳皮質運動野 ②下位運動ニューロン（末梢神経障害も含む）など	③内包 ④大脳皮質運動野 など	⑤脊髄（胸髄以下） ⑥筋 など	⑦橋、上位頸髄 など

まず運動麻痺の観察をしっかりできるようになりましょう。

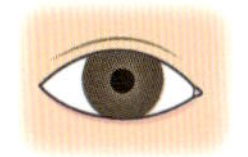

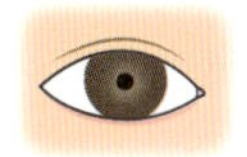

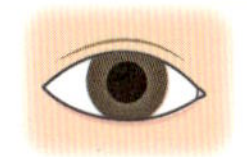

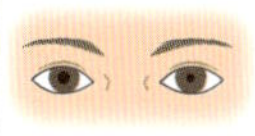

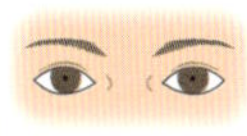

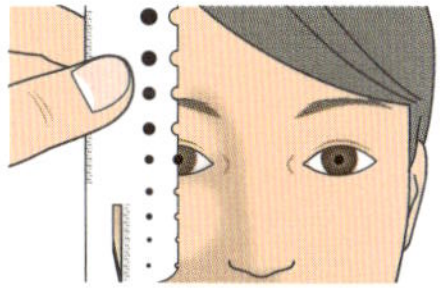

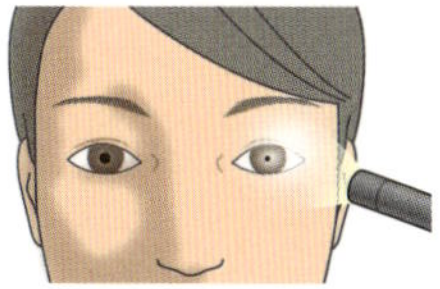

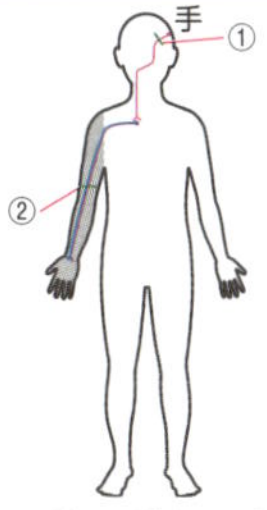

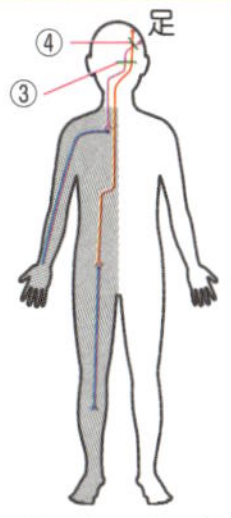

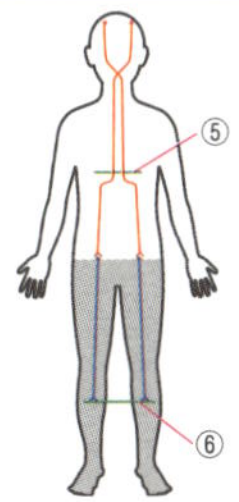

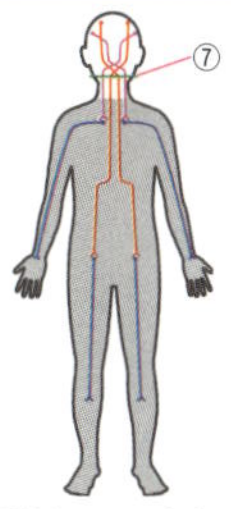

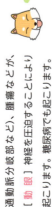

③ 運動麻痺の評価を理解する…2

[ ] に合う語を選んで書き込んでみよう！

3　45　4・5　運動麻痺　下垂　回内　腹臥位

1 筋力の見方（徒手筋力テスト：MMT）

- [運動麻痺] を評価する方法の1つとして一般的に使用されます。
- 0～5の6段階で評価します。重力に逆らって動かすことができれば、スコア [3] 以上となります。

スコア	評価基準
5 (Normal)	正常。筋力低下なし
4 (Good)	軽度筋力低下あり。5と3の間
3 (Fair)	重力に逆らって動かせる
2 (Poor)	重力がかからなければ動かせる。臥位状態ならベッド上を持ち上げられる
1 (Trace)	筋収縮は認められるが、関節運動は起こらない
0 (Zero)	筋収縮なし

2 バレー徴候（第5指徴候）の見方

① 上肢のバレー徴候

- 閉眼し、手のひらを上に向けて胸の前でしっかりと伸ばし、水平を保つように指示します。
- 麻痺側は [回内] や [下垂] が見られ次第に落ちていきます。

② 下肢のバレー徴候

- [腹臥位] で、両下肢が接しないように、両膝関節を [45] 度に曲げて保つように指示します。
- 麻痺側は揺れたり、だんだん下に下がっていったりします。

③ 第5指徴候

- 手のひらを上向きにして上肢を水平前方に伸ばすと、麻痺側の第 [4・5] 指の間が開く徴候をいいます。

筋力の低下は病状の変化を示している可能性があるので、他にも変化がないか観察して医師に報告をしましょう。

医師やリハビリスタッフの評価も確認してみましょう。

入門編B 神経症状の見方を理解する

③ 運動麻痺の評価を理解する…3

[ ] に合う語を選んで書き込んでみよう！

90　仰臥位

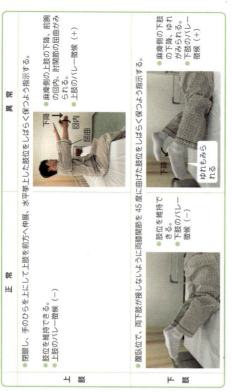

	正常	異常
上肢	・閉眼し、手のひらを上にして、上肢を前方へ伸展。水平掌上にした肢位をしばらく保つように指示する。 ・肢位を維持できる。 ・上肢のバレー徴候（−）	・麻痺側の上肢の下降、前腕の回内、肘関節の屈曲がみられる。 ・上肢のバレー徴候（+）
下肢	・腹臥位で、両下肢が接しないように両膝関節を 45 度に自由に持ち上げた肢位をしばらく保つように指示する。 ・肢位を維持できる。 ・下肢のバレー徴候（−）	・麻痺側の下肢のゆれ、下降がみられる。 ・下肢のバレー徴候（+）

4 ミンガッチーニ徴候

- [仰臥位] で、両下肢を股関節と膝関節ともに [90] 度に屈曲した肢位を保つよう指示します。
- 麻痺側は、大腿や下腿がだんだん下にさがっていきます。

正常	異常
・肢位を維持できる。 ・下肢のミンガッチーニ徴候（−）	・麻痺側の大腿、下腿がともに下降する。 ・下肢のミンガッチーニ徴候（+）

麻痺の経時的変化にも着目しましょう。

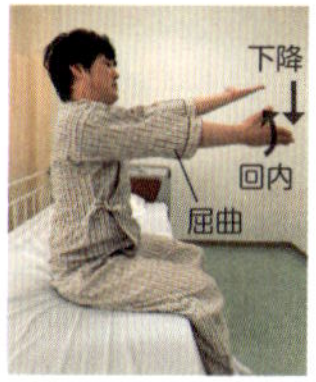

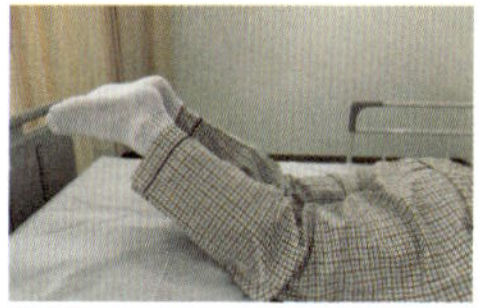

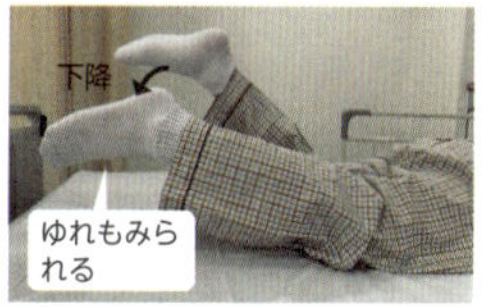

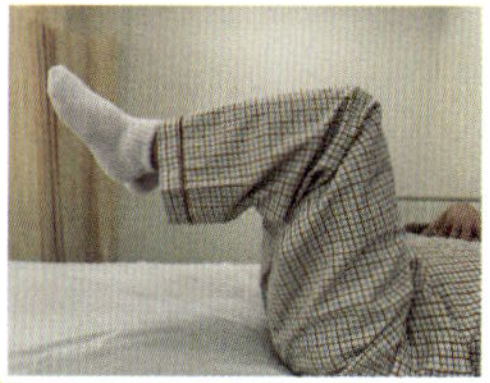

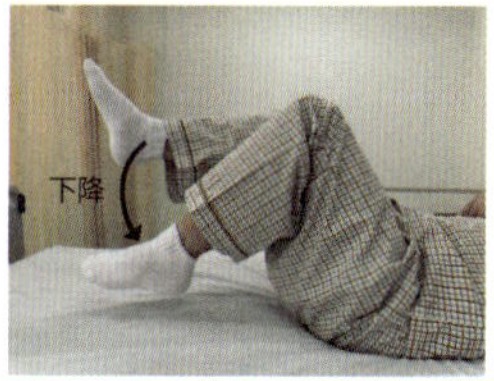

④ 脳卒中急性期評価（NIHSS）を理解する…1

評価項目がたくさんありますが、項目ごとに理解していきましょう。

習得のコツ
[ ]に合う語を選んで書き込んでみよう！

　　高く　急性期　意識障害　rt-PA静注療法

1 脳卒中急性期評価（NIHSS）とは

- NIHSSは、[急性期]に用いられる総合的な神経学的重症度を評価するスケールです。
- [意識障害]、視野、運動、知覚、言語など15項目に分かれています。
- 脳梗塞の血栓溶解療法（[rt-PA静注療法]）の際には必須の評価となります。
- 0点が正常で、点数が[高く]なるほど重症となります。

評価時の決まりごと
- 必ず項目順に行い、結果をすぐに記録し、迅速に進める。
- 検査済みの項目に戻って評点を変えてはならない。
- 各項目に定められている方法に従って評価する。
- 患者が実際に遂行したことに基づいて評価を行い、推測で評価しない。
- 繰り返し要求したり、患者を指導したり、がんばらせない。

2 観察方法

1a 意識水準 全体的な覚醒度の評価	□0：完全覚醒 □2：繰り返し刺激、強い刺激で覚醒	□1：簡単な刺激で覚醒 □3：完全に無反応 声をかける前に、開眼しているかどうか確認する
1b 意識障害−質問 （今月の月名及び年齢）	□0：両方正解 患者に「月」と「年齢」を質問する。ヒントは出さない。	□1：片方正解　□2：両方不正解
1c 意識障害−従命 「開閉眼」「手を握る・開く」の一段階 命令に従えるかどうかの評価	□0：両方正解 把握反射によって握ってしまう場合があるため、看護師の手を握らせて検査しない。	□1：片方正解　□2：両方不正解
2 最良の注視	□0：正常 ペンなどを目だけで追いかけるよう指示する。 顔を動かしてしまう場合は頭部を軽く押さえる。	□1：部分的注視麻痺　□2：完全注視麻痺

入門編B 神経症状の見方を理解する

④ 脳卒中急性期評価（NIHSS）を理解する…2

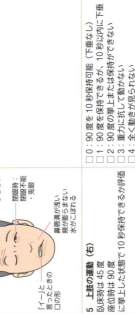

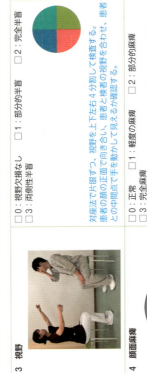

3 視野		□0：視野欠損なし　□1：部分的半盲 □2：完全半盲 □3：両側性半盲 対座法で片眼ずつ、視野を上下左右4分割して検査する。患者の顔の正面で向き合い、患者と検者の視野を合わせ、との中間点で手を動かして見えるか確認する。
4 顔面麻痺		□0：正常　□1：軽度の麻痺 □2：部分的麻痺 □3：完全麻痺 大きく目を開き、眉を挙げてもらう→顔面の上半分の評価 歯を見せる、「イー」と言ってもらう→顔面の下半分の評価
5 上肢の運動（右） 臥床時は45度 座位時は90度 に挙上した状態で10秒保持できるか評価		□0：90度を10秒保持可能（下垂なし） □1：90度を保持できるが、10秒以内に下垂 □2：90度の挙上または保持ができない □3：重力に抗して動かない □4：全く動きが見られない
上肢の運動（左）		□0：90度を10秒保持可能（下垂なし） □1：90度を保持できるが、10秒以内に下垂 □2：90度の挙上または保持ができない □3：重力に抗して動かない □4：全く動きが見られない
6 下肢の運動（右） 仰臥位で膝を伸ばし、30度挙上した状態で5秒保持できるか評価		□0：30度を5秒保持可能（下垂なし） □1：30度を保持できるが、5秒以内に下垂 □2：重力に抗して動きがみられる □3：重力に抗して動かない □4：全く動きが見られない
下肢の運動（左）		□0：30度を5秒保持可能（下垂なし） □1：30度を保持できるが、5秒以内に下垂 □2：重力に抗して動きがみられる □3：重力に抗して動かない □4：全く動きが見られない

最初は時間がかかりますが、確実に観察できることをめざしましょう。

最初はわからなくて当然です。今のうちにいろいろ聞いていきましょう。

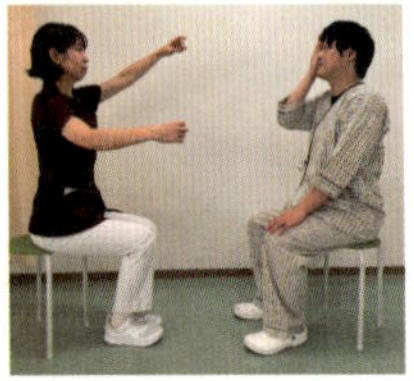

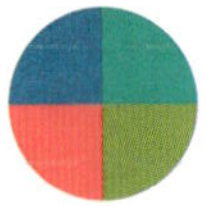

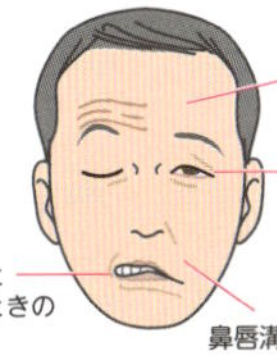

入門編Ⓑ 神経症状の見方を理解する

④脳卒中急性期評価（NIHSS）を理解する…3

7　**運動失調** 上肢は指鼻指《ゆびはなゆび》試験を行う。 下肢は膝踵《ひざかかと》試験を行う。	□0：なし　□1：1肢　□2：2肢 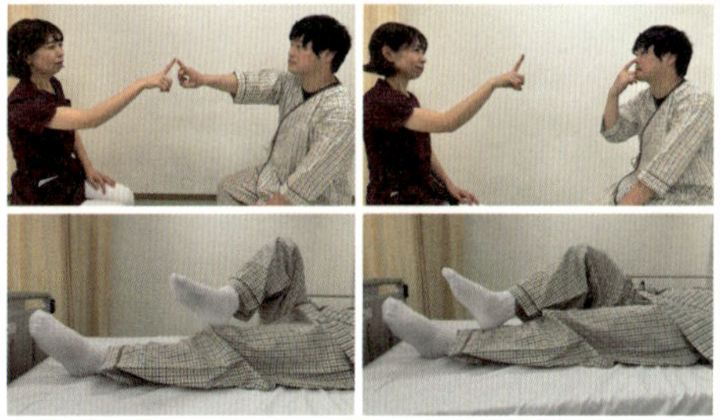
8　**感覚** つまようじなどで、上肢、下肢、体幹、顔面などに痛刺激を与えて検査する。	□0：障害なし　□1：軽度から中等度　□2：重度から完全 糖尿病患者など末梢神経障害がある場合があるので、末梢は避け、体幹や顔で検査を行う。
9　**最良の言語** 失語の有無・程度を評価	□0：失語なし　□1：軽度か中等度　□2：重度の失語 □3：無言、全失語 ①「絵カード」を見せ、絵の中で起こっていることを尋ねる。 ②「呼称カード」を見せ、書かれている物の名前を尋ねる。 ③「文章カード」を見せ、文章を読んでもらう。
10　**構音障害**	□0：正常　□1：軽度から中等度　□2：重度 構音障害判定用の「単語カード」を読んでもらう。
11　**消去現象と注意障害** 視覚、触覚や空間に対する注意障害の評価	□0：異常なし □1：視覚、触覚、聴覚、視空間、または自己身体に対する不注意、あるいは1つの感覚様式で2点同時刺激に対する消去現象 □2：重度の半側不注意あるいは2つ以上の感覚様式に対する半側不注意 視覚的、皮膚への感覚的、あるいは聴覚的な刺激を、左右両側に同時に行い、両側とも認識できるかを見る。 検査する刺激は、これまでの評価で異常がないことを確認したものを選ぶ。

NIHSSの評価に困った場合は、先輩に相談をして小さな変化も見逃さないようにしましょう。

①頭部CT（コンピューター断層撮影）

習得のコツ 足側から頭部へ眺める状態で脳を輪切りした画像を見ます。

［　］に合う語を選んで書き込んでみよう！（複数回使う語があります）
黒く　白く　出血　放射線被曝

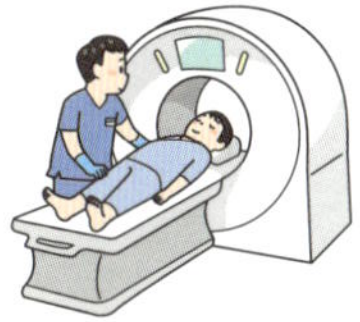

- X線を使用した検査で、単純撮影は数分で終了します。
- 緊急時やスクリーニングに活用されるデジタル画像撮影検査です。
- ［出 血］部位が白く映り、［出 血］病変の評価に優れています。
- 体内金属（ペースメーカー等）があっても撮影可能です。
- ［放 射 線 被 曝］を伴うため妊婦の撮影は禁忌です。
- 眼球の水晶体への被曝による白内障の発生の可能性があり配慮が必要です。

CT読影のポイント

- 頭部CTでは脳白質とほぼ等しい濃淡を示す領域を等吸収域《とうきゅうしゅういき》といいます。空気が［黒 く］、水分は［白 く］映ります。
- **脳内が白く（高吸収域《こうきゅうしゅういき》）描出された場合**：急性期の出血、頭蓋骨、石灰化
- **脳内が黒く（低吸収域《ていきゅうしゅういき》）描出された場合**：発症数日の脳梗塞、空気、髄液、脂肪、浮腫

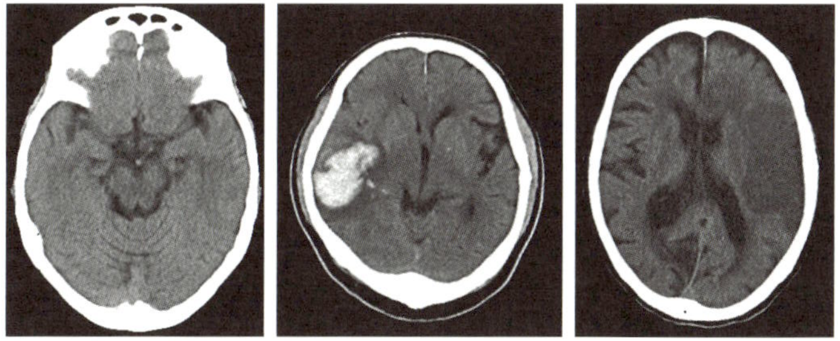

骨は白、脳室やくも膜下腔は黒に表示される。

発症早期の脳梗塞では黒く映らない（発症から6時間以上の経過が必要）ため、脳梗塞が疑われる場合はMRIを撮影します。

入門編❷ 脳神経外科の主な検査を理解する

❷ 頭部MRI（磁気共鳴画像）…1

習得のコツ MRI画像の種類によって描出のされ方が違うため特徴を理解しましょう。

[ ] に合う語を選んで書き込んでみよう！

　　磁気　金属類　急性期

- 強い [磁気] と電波（ラジオ波）を利用して脳の解剖を精密に見る画像検査です。
- 時間を要し、大きな音が発生するため閉所恐怖症の患者さんややり児には配慮が必要です。
- 検査前の問診が重要で、検査室内は強力な磁場が発生するため [金属類] を持ち込まないよう十分な注意が必要です。
- ペースメーカー、人工内耳、補聴器など体内外に金属を有する患者さんは禁忌です。ほかにもメイクや刺青、貼付薬などにも金属が含まれることがあり、熱傷や腫れることがあるので注意が必要です。

画像の種類

- T1強調画像：CT画像と同様に描出されます。
- T2強調画像：T1強調画像が白黒反転して描出されます。
- 拡散強調画像（DWI）：もっとも早く脳梗塞の画像が描出され、[急性期] の脳梗塞が白く描出されます。

急性期の脳梗塞はDWI、出血はCTで診断と覚えましょう！

正常な患者の頭部MRI（T1強調画像）　　正常な患者の頭部MRI（T2強調画像）　　ラクナ梗塞 DWI画像

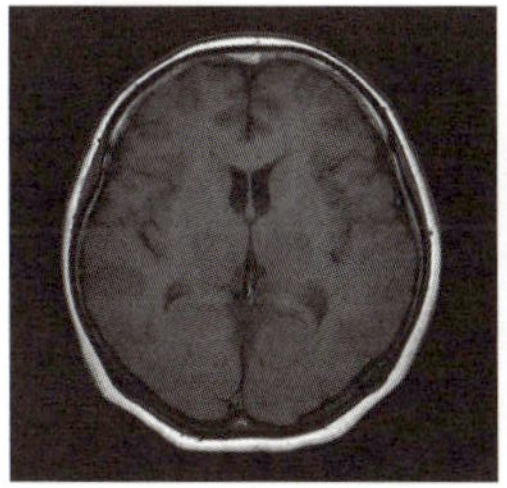

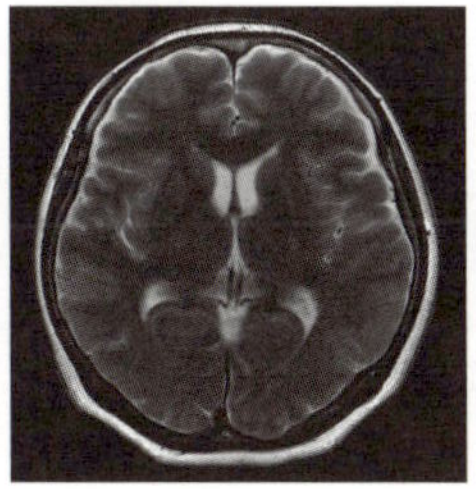

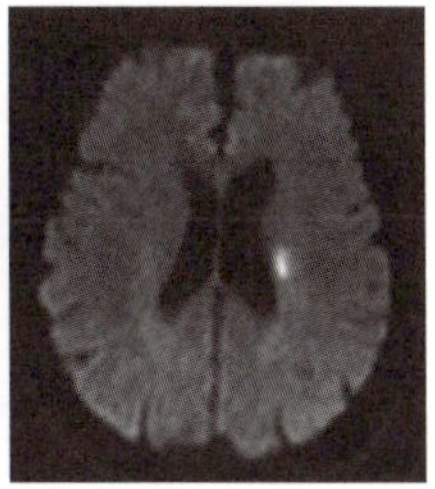

入門編❷ 脳神経外科の主な検査を理解する

❷ 頭部MRI（磁気共鳴画像）…2

次のMRAの血管に色を塗ってみよう！

中大脳動脈　前大脳動脈　後大脳動脈　脳底動脈　椎骨動脈　内頚動脈

●MRA（磁気共鳴血管撮影）

- MRAは、造影剤を使用せず脳動脈瘤、血管奇形、動脈硬化などの血管の形態を観察できます。

患者さんにとって苦痛を生じやすい検査です。気持ちを理解し、声掛けを心がけましょう。

p.34も見ながら血管がわかるといいですね。

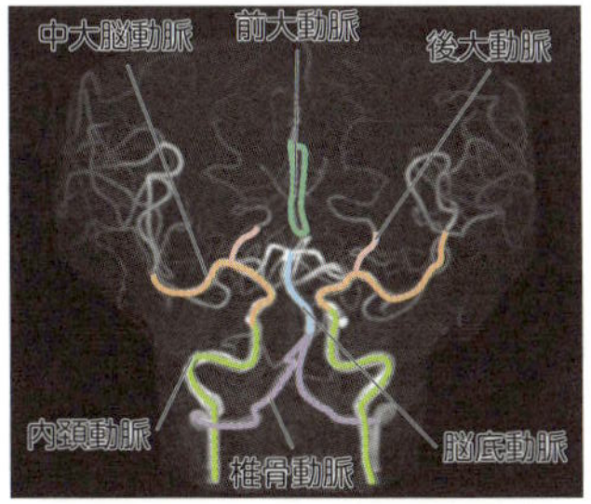

1 脳の構造を理解する…1

習得のコツ 見方によって異なる脳の部分を立体的にイメージしながら理解しましょう。

[　　] に合う語を選んで書き込んでみよう！（複数回使う語があります）
角回　大脳　小脳　脳幹　縁上回　前頭葉　頭頂葉　側頭葉　後頭葉　中心前回
中心後回　シルビウス裂　中心溝

1 脳の解剖（脳の表面）

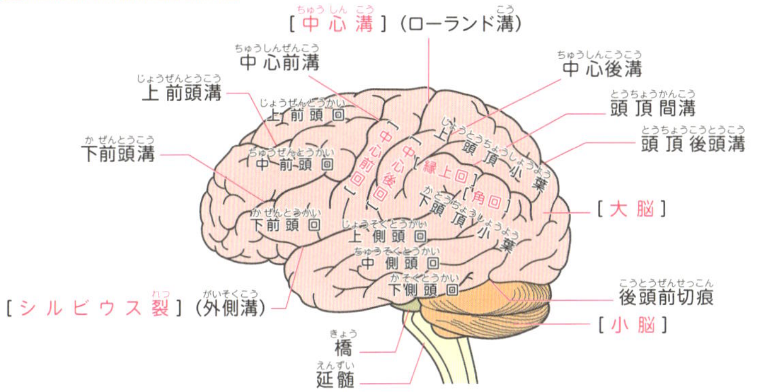

2 大脳皮質

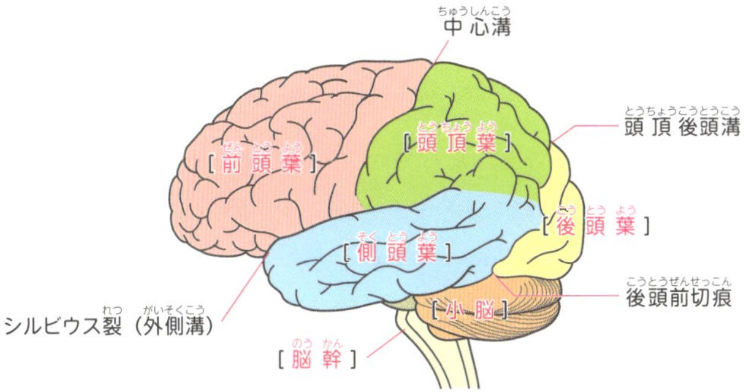

1 脳の構造を理解する…2

[　　] に合う語を選んで書き込んでみよう！
橋　脳梁　視床　被殻　中脳　延髄　脳弓　尾状核　中心溝　脈絡叢

3 矢状断《しじょうだん》（大脳半球の内部構造）

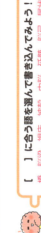

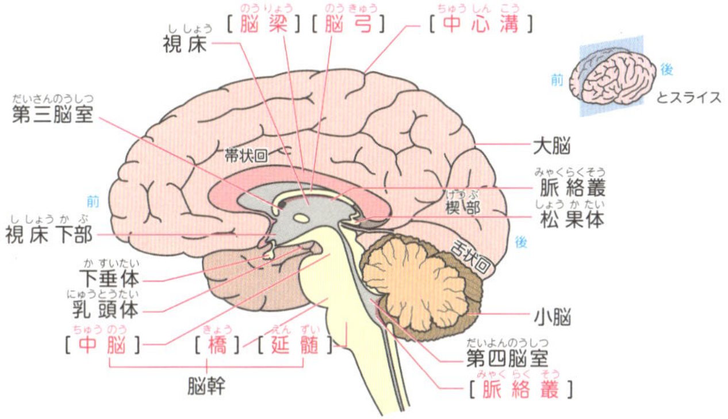

実際にはMRIやCTなどの画像を見ることが多いので、画像から場所をイメージできるようになると楽しくなります。

4 冠状断《かんじょうだん》（大脳半球の内部構造）

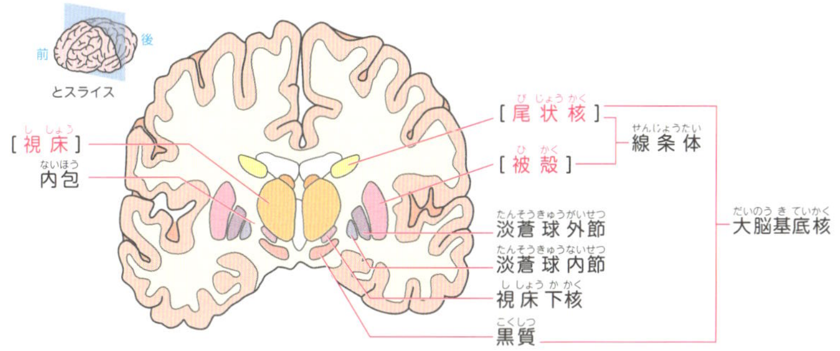

② 脳の代表部位、働き、現れる障害を理解する

習得のコツ 各葉にはそれぞれたくさんの機能があるので、部位ごとの大まかな特徴を捉えましょう。

[　　] に合う語を選んで書き込んでみよう！
小脳　視覚前野　ブローカ野　一次視覚野　一次聴覚野　一次運動野　高次運動野
体性感覚野　前頭連合野　頭頂連合野　側頭連合野　ウェルニッケ野　中脳、橋、延髄

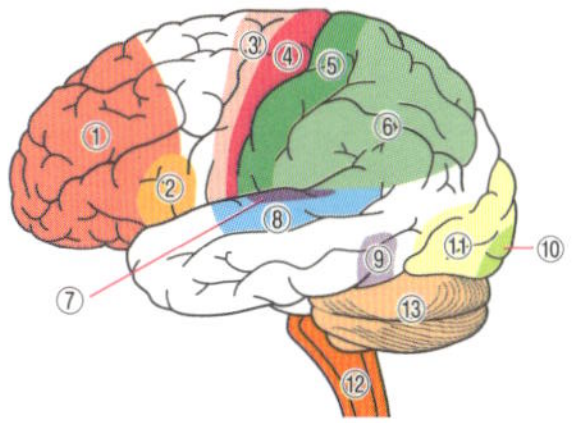

葉	代表部位	主な働き	障害による主な症状
前頭葉	①[前《ぜん》頭《とう》連《れん》合《ごう》野《や》]	側頭連合野、頭頂連合野からの情報を統合し、人間らしい思考力・創造性、感情や意欲・抑制、社会性に関わる高次脳機能	・高次脳機能障害 （意欲低下、注意障害、脱抑制、易怒性など）
	②[ブローカ野]	発語、書字などの運動性言語に関わる	・運動性失語（ブローカ失語）
	③[高《こう》次《じ》運《うん》動《どう》野《や》]	自発的に、もしくは外界からの情報を基に適切な動作や運動を準備する	・自発的な運動の開始や発語への障害
	④[一《いち》次《じ》運《うん》動《どう》野《や》]	（高次運動野で準備された）動作や運動を随意的に実行する	・麻痺などの錐体外路障害
頭頂葉	⑤[体《たい》性《せい》感《かん》覚《かく》野《や》]	温痛覚、触覚、深部感覚に関わる	・感覚障害や身体部位失認
	⑥[頭《とう》頂《ちょう》連《れん》合《ごう》野《や》]	視覚、聴覚、体性感覚などを統合、認識し物体認識（それが何であるか）や空間認識（どこにあるか）を行う	・半側空間無視（見えていても認識できない） ・失行（手順や行うべき動作が行えない） ・失認（物体の認識ができない） ・失読失書（読み書きできない）
側頭葉	⑦[一《いち》次《じ》聴《ちょう》覚《かく》野《や》]	耳から情報を受け取って認識する	・幻聴 ・皮質ろう
	⑧[ウェルニッケ野]	言語を理解する	・感覚性失語（ウェルニッケ失語）
	⑨[側《そく》頭《とう》連《れん》合《ごう》野《や》]	視覚情報に基づく物体認識や聴覚情報処理、記憶に関わる	・視覚性失認（物体失認・相貌失認）
後頭葉	⑩[一《いち》次《じ》視《し》覚《かく》野《や》]	視覚情報から色、大きさ、形、動き、透明さなどを感じて各情報をより高次の視覚野へ送る	・同名性半盲 ・Anton 症候群
	⑪[視《し》覚《かく》前《ぜん》野《や》]	一次視覚野から受け取った視覚情報を処理・統合し、側頭連合野・頭頂連合野へ送り物体認識や空間認知を行う	・物体失認 ・相貌失認 ・色彩失認　などの失認
脳幹	⑫[中《ちゅう》脳《のう》、橋《きょう》、延《えん》髄《ずい》]	（他の中枢神経との間にさまざまな入出力路を有し、）意識レベルや呼吸・循環調節といった生命維持に関与する。また、嚥下機能や嘔吐中枢に関与する	・動眼神経・外転神経の障害 ・運動麻痺 ・嚥下障害 ・顔面神経障害
小脳	⑬[小《しょう》脳《のう》]	四肢・体幹の動きの調節や平衡、眼球運動の調節に関わる	・四肢の協調運動障害　・構音障害 ・体幹失調　・歩行障害　・平衡障害 ・めまい　・眼振

 障害の部位と患者さんの実際の症状を照らし合わせていけば、頭に入りやすいですよ。

③ 12 神経と機能を理解する…1

習得のコツ 12 神経は、覚え方がいくつかあるので、覚えやすいと感じたもので印象付けて覚えるといいでしょう。

[　　] に合う語を選んで書き込んでみよう！
聴神経　嗅神経　視神経　副神経　三叉神経　動眼神経　舌咽神経　舌下神経
外転神経　滑車神経　末梢神経　顔面神経　迷走神経

脳神経は左右 12 対の脳から出ている [末梢神経] であり、それぞれ名称とともにⅠ～Ⅻまでの番号がついています。

	神経	型 運動	型 感覚	型 副交感	神経の働き	脳神経の出るレベル
Ⅰ	[嗅神経]		●		・嗅覚	脳幹より上
Ⅱ	[視神経]		●		・視覚	
Ⅲ	[動眼神経]	●			・眼球運動（上・下・内転）	中脳
				●	・眼瞼の挙上 ・瞳孔を収縮	
Ⅳ	[滑車神経]	●			・眼球運動（下・内方）	
Ⅴ	[三叉神経]		●		・顔面の感覚 ・舌の前 2/3 の温感覚・触覚	橋
		●			・咀《そ》嚼《しゃく》動作の筋肉	
Ⅵ	[外転神経]	●			・眼球運動（外転）	
Ⅶ	[顔面神経]	●			・表情の筋肉	
			●		・舌の前 2/3 味覚、鼓膜・外耳道などの温痛覚	
				●	・唾液腺（舌下腺）、鼻腺、涙腺からの分泌	
Ⅷ	[聴神経]		●		・聴覚（蝸牛神経） ・平衡感覚（前庭神経）	
Ⅸ	[舌咽神経]	●			・嚥下運動での咽頭挙上	延髄
			●		・舌の後ろ 1/3 の味覚 ・咽頭・耳を含めた温痛覚、触覚	
				●	・唾液分泌（耳下腺）	
Ⅹ	[迷走神経]	●			・嚥下や発声（軟口蓋、咽頭、喉頭、食道上部の運動）	
			●		・喉頭蓋からの味覚 ・咽頭・喉頭・食道・胸腔・腹腔の内臓の感覚	
				●	・腸管蠕動、心拍出量の低下、心拍数減少、血圧低下	
Ⅺ	[副神経]	●			・咽頭、喉頭の運動 ・肩と頭部の運動 ・嚥下、唾液の分泌	
Ⅻ	[舌下神経]	●			・舌の運動	

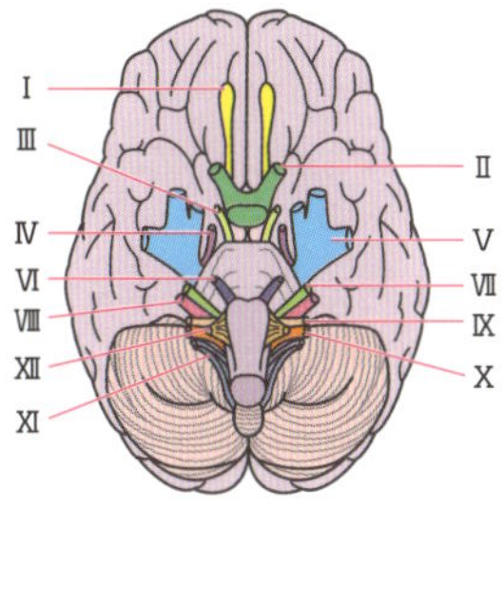

語呂合わせのひとつです。「嗅《か》いで見《み》る動《うご》く車《くるま》の三《さん》の外《そと》、顔耳《かおみみ》のどに迷《まよ》う副舌《ふくぜつ》」

神経の番号はローマ数字で表記されます。Ⅰ（1）、Ⅱ（2）、Ⅲ（3）、Ⅳ（4）、Ⅴ（5）、Ⅵ（6）、Ⅶ（7）、Ⅷ（8）、Ⅸ（9）、Ⅹ（10）、Ⅺ（11）、Ⅻ（12）です。

③ 12神経と機能を理解する…2

選択肢は次ページを参照。

［　　］に合う語を選んで書き込んでみよう！（複数回使う語があります）
上　下　内下　内側　外側　対側　感覚　味覚　触覚　挙上　喉頭　表情筋
温痛覚　前2/3

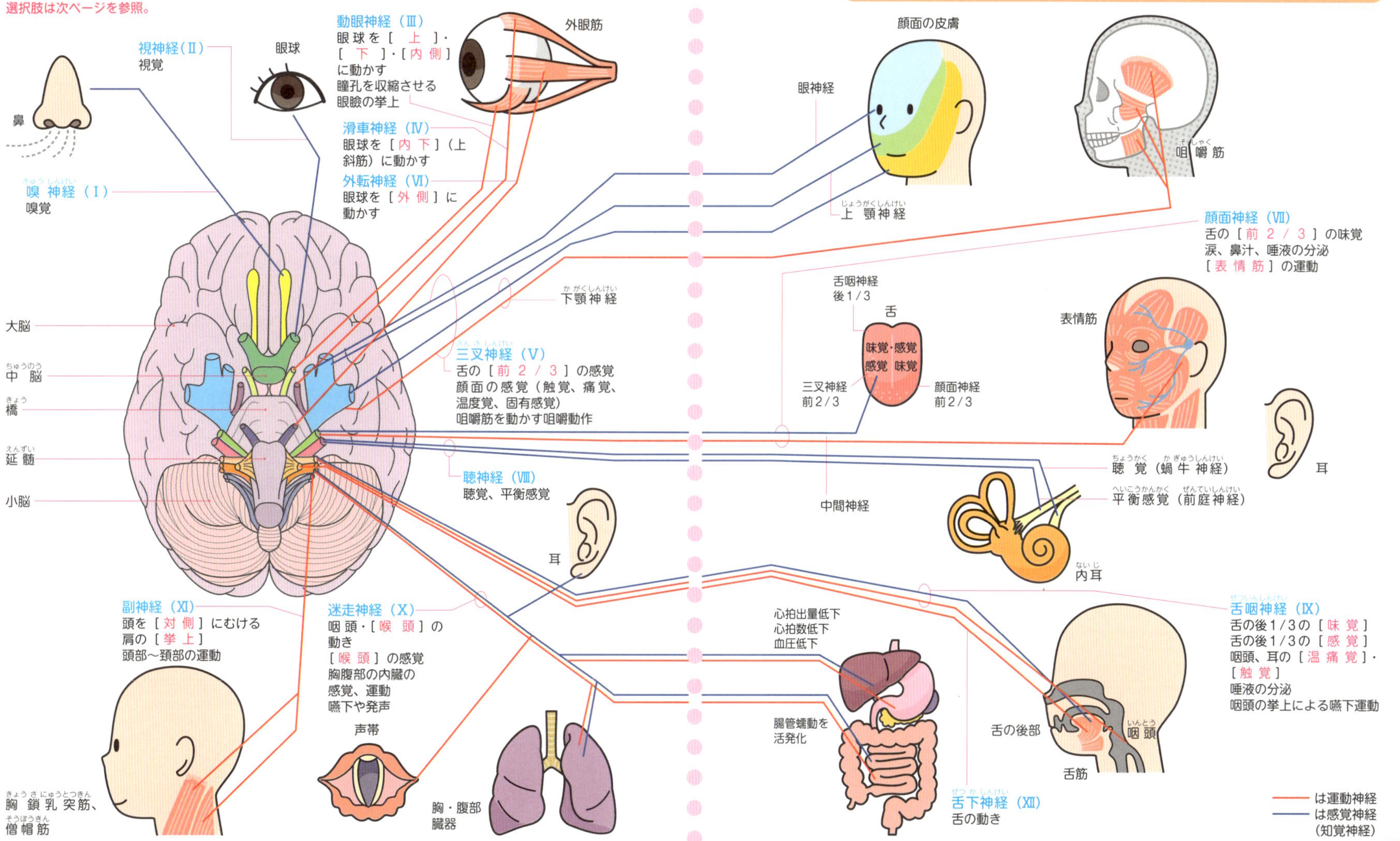

④ 脳血管を理解する…1

習得のコツ　MRI 画像を見て脳血管の走行を照らし合わせてみましょう。

[　　] に合う語を選んで書き込んでみよう！（複数回使う語があります）

VA　ACA　Acom　BA　PCA　Pcom　MCA　内頸　椎骨　脳底
前大脳　中大脳　脳底動脈　椎骨動脈　前大脳動脈　前交通動脈　中大脳動脈
後大脳動脈　後交通動脈

1 脳血管の走行

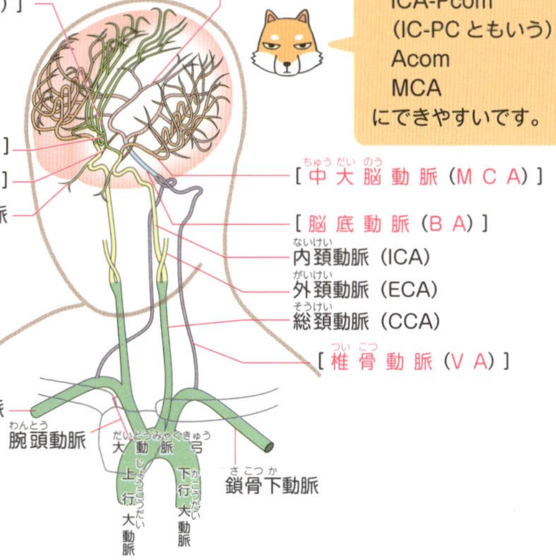

動脈瘤は
ICA-Pcom
（IC-PC ともいう）
Acom
MCA
にできやすいです。

三次元で理解するのは難しいけれど、大事な血管は覚えましょう。

●血管走行をみるポイント

- 脳の血管は総頸動脈から左右の [内頸] 動脈と鎖骨下動脈から分岐する [椎骨] 動脈の４本の血管で栄養されています。
- 内頸動脈は [前大脳] 動脈と [中大脳] 動脈に枝分かれします。
- 左右の [椎骨] 動脈が合流して、その先は [脳底] 動脈になります。

脳血管は苦手なあなた！！　実際の画像とイラストを照らし合わせてみることから始めてみましょう！

④ 脳血管を理解する…2

習得のコツ　脳血管動脈同士が血流を補うサポート体制を知りましょう。
血管画像と照らし合わせて、脳画像を見てみましょう。

[　　] に合う語を選んで書き込んでみよう！

内頸　前交通　後交通　前大脳　後大脳　ウィリス動脈輪

2 脳底部の走行：Willis（ウィリス）動脈輪

- Willis《ウィリス》動脈輪とは、[前交通] 動脈・[後交通] 動脈・[前大脳] 動脈・[後大脳] 動脈・[内頸] 動脈の５つの血管で形成されています。

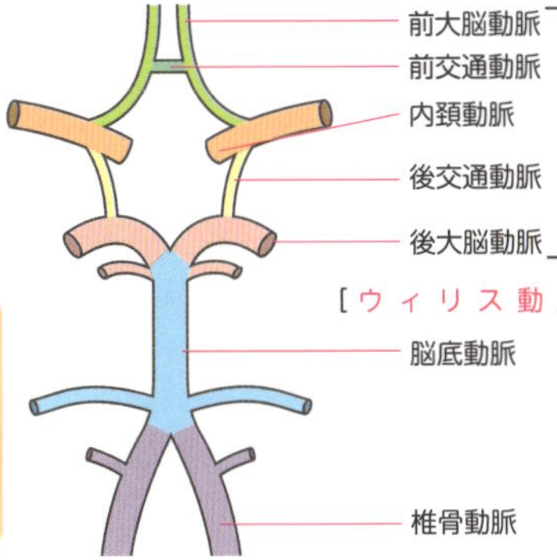

ウィリス動脈輪は内頸動脈、あるいは椎骨・脳底動脈のどちらかの血流が妨げられたとき、バイパスとして機能し、脳虚血を防ぎます。

3 大脳内部の動脈支配領域

次の冠状断・水平断の図を右の動脈支配の色に塗ってみましょう。

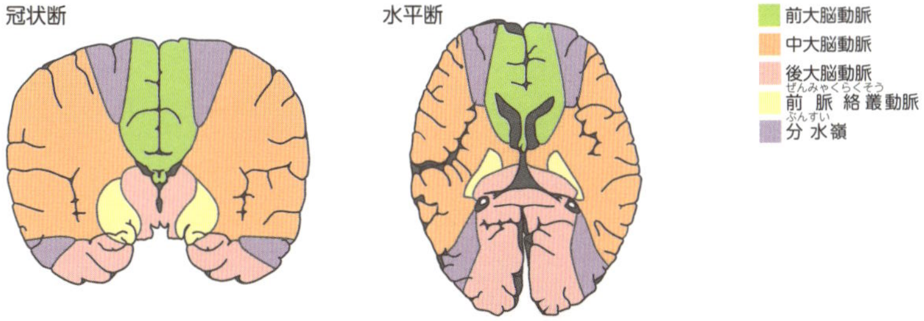

分水嶺領域は境界部分で、最も虚血の影響を受けやすい部分です。
この領域の梗塞の予防には水分管理が大切！

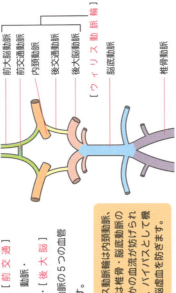

④ 脳血管を理解する…3

習得のコツ 脳幹＝生命維持！　不可逆的な損傷で致命傷となるため重要な部位です。

［　　］に合う語を選んで書き込んでみよう！（複数回使う語があります）
脳幹　小脳

4 脳幹と小脳の役割

次の働きは脳幹・小脳どちらの役割でしょうか？

呼吸・血圧など自律神経を制御［ 脳 幹 ］　舌の運動を調節する［ 脳 幹 ］
平衡機能の調節［ 小 脳 ］　姿勢反射の調整［ 小 脳 ］
眼球運動の調節［ 脳 幹 ］　嚥下の自律神経を調節［ 脳 幹 ］
意識を保つ［ 脳 幹 ］

脳幹は生命維持に非常に大切な部位であり、不可逆的な損傷を受けると脳死状態となります。

5 脳幹と小脳の動脈

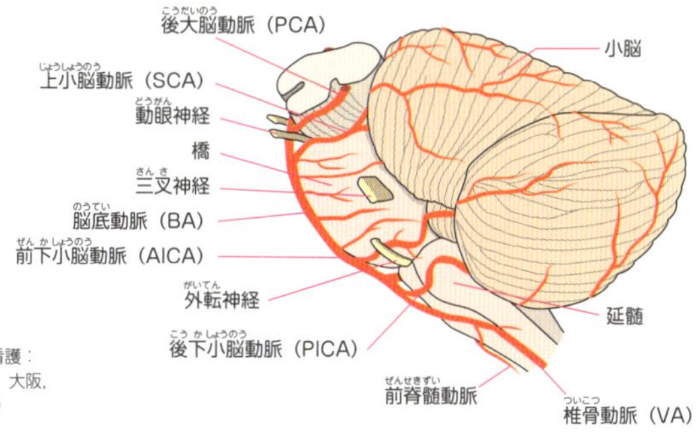

（横井靖子．NEW はじめての脳神経看護：“なぜ”からわかる、ずっと使える！．大阪，メディカ出版，2023，15．より転載）

6 脳幹と小脳の動脈支配領域

次の図を右の動脈支配の色に塗ってみましょう。

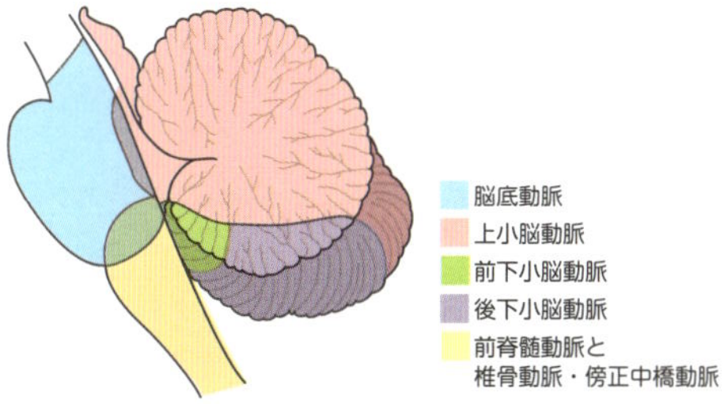

（横井靖子．NEW はじめての脳神経看護：“なぜ”からわかる、ずっと使える！．大阪，メディカ出版，2023，16．より転載）

⑤ 脳脊髄液の流れを理解する

習得のコツ 脳脊髄液の流れる道を知りましょう。

［　　］に合う語を選んで書き込んでみよう！
第三　第四　モンロー　上矢状　脈絡叢

1 脳脊髄液

- 脳脊髄液は、脳室内にある［ 脈《みゃく》 絡《らく》 叢《そう》 ］から 500mL/ 日産生され、一方向に流れます。
- 脳脊髄液量は約 150mL で、1 日に 3〜4 回入れ替わります。

2 脳脊髄液の役割

①脳の水分含有量を調整　②脳の形を保つ

脳脊髄液は無色透明

3 脳脊髄液の循環

脳室脈絡叢 ▶ ［ モンロー ］孔 ▶ ［ 第 三 ］脳室 ▶ 中脳水道 ▶ ［ 第 四 ］脳室 ▶ マジャンディー／ルシュカ孔 ▶ 脳表 ▶ くも膜下腔 ▶ テント下くも膜下腔 ▶ テント上くも膜下腔 ▶ 頭頂部くも膜顆粒 ▶ ［ 上矢状 ］静脈洞

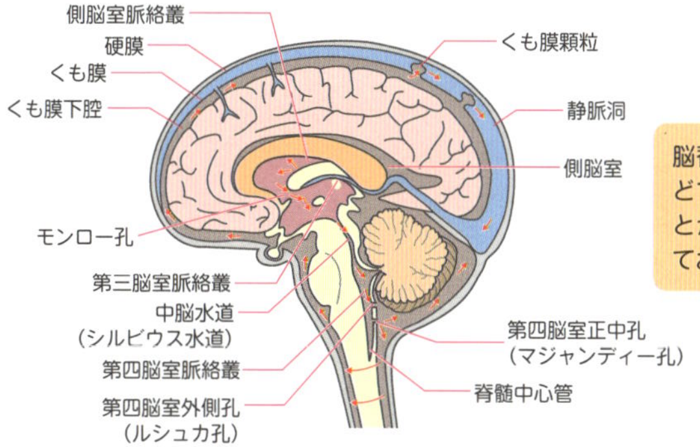

脳脊髄液は手術後の管理などでも重要かつ目にすることが多いため、正常を覚えておこう！

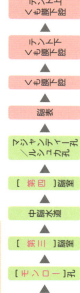

基礎編 B　ドレーンの種類やしくみを理解する

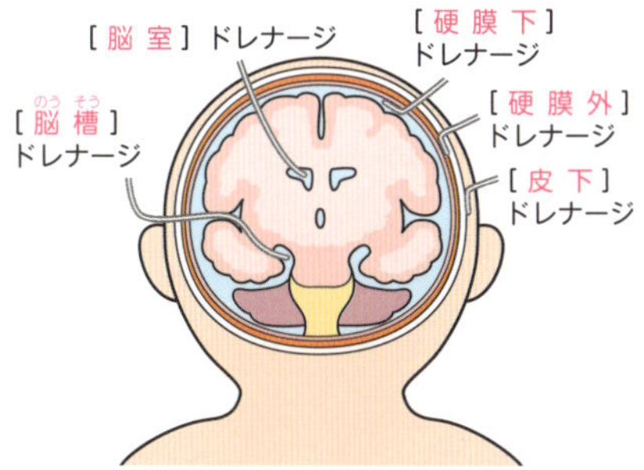

② ドレナージのしくみを理解する…1

習得のコツ　開放式と閉鎖式の原理を理解して観察しましょう。

[ ]に合う語を選んで書き込んでみよう！（複数回使う語があります）

低い　高い　開放　閉鎖　脳出血　脳脊髄液　頭蓋内圧　意識障害
エアフィルター　脳槽　脳室　ドレナージバッグ　ドレナージチューブ

1　**開放式：圧調整式ドレナージのしくみ（脳室、脳槽、スパイナル）**

- [脳脊髄液]を含む空間（脳室、脳槽、くも膜下）に[ドレナージ回路]を
- 基準点（0点）から圧を設定し、[頭蓋内圧]
がたまって血腫を超えたときのみ[脳脊髄液]
が排出されるしくみです。
- ドレナージ回路は[エアフィルター]を
通じて大気に開放した回路を使用します。大気
圧に[開放]されればサイフォンの原理によ
り[脳脊髄液]が多く排出してしまうので注意が必要です。
- [脳脊髄液]が急激に多く流出すると低髄圧症状や[意識障害]の出
現、[脳出血]や硬膜下血腫など生命に危険が及ぶことがあるため注意します。

サイフォンの原理とは、2つ
の高低差を利用し[閉鎖]
された管を通して液体が出
発点より[高い]地点を
通り[低い]所へ移動す
る現象です。

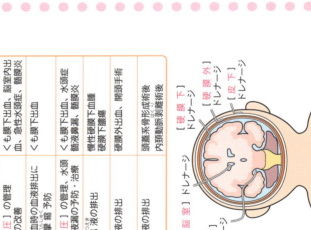

●ドレナージ回路

[ドレナージ
（サイフォン）]

[エアフィルター]

[ドレナージチューブ]

[エアフィルター]

[ドレナージバッグ]

[動画3：ドレナージ
の手順]

[動画4：ドレナージ
の開放手順]

動画3

動画4

焦らず少しずつ学習を進めましょう。

基礎編 B　ドレーンの種類やしくみを理解する

① ドレーンの種類と目的を理解する

習得のコツ　脳の解剖をイメージしながら、どこにどんなドレーンが留置されているのか把握しましょう。

[ ]に合う語を選んで書き込んでみよう！（複数回使う語があります）

皮下　脳槽　薬剤　硬膜下　硬膜外　腰椎間　脳脊髄液　頭蓋内圧　側脳室前角

1　**ドレーンの種類、ドレーン挿入部位、目的、主な適応疾患**

●主な目的
① [頭蓋内圧]を亢進させないよう[脳脊髄液]を体外へ排出し、コントロールします。
② 血液や血腫を体外へ排出します。
③ [薬剤]を注入し治療を行います。

	種類	挿入部位	目的	適応疾患
開放式	脳室ドレナージ	[側脳室前角]	[頭蓋内圧]の管理 急性水頭症の改善	くも膜下出血、脳室内出血、急性水頭症、髄膜炎
	脳槽ドレナージ	[脳槽] （脳底槽、視交叉槽）	くも膜下出血時の血液排出によ り脳血管攣縮予防	くも膜下出血
	スパイナルドレナージ	第3～4または 4～5[腰椎間]	[頭蓋内圧]の管理、水頭 症改善、髄液漏の予防・治療	くも膜下出血、水頭症、髄液鼻漏、髄膜炎
閉鎖式	硬膜下ドレナージ	[硬膜下]	血液や滲出液の排出	慢性硬膜下血腫 硬膜下膿瘍
	硬膜外ドレナージ	[硬膜外]	血液や滲出液の排出	硬膜外出血、開頭手術 頭蓋形成術後 内頚動脈剥離術後
	皮下ドレナージ	[皮下]		

それぞれのドレーンの役
割の違いがわかると、患
者さんの状態の把握もス
ムーズになります。

[硬膜外]
ドレナージ

[硬膜下]
ドレナージ

[脳室]ドレナージ

[脳槽]
ドレナージ

[皮下]
ドレナージ

わからないことはそのままにせず、どんどん質問していきましょう。

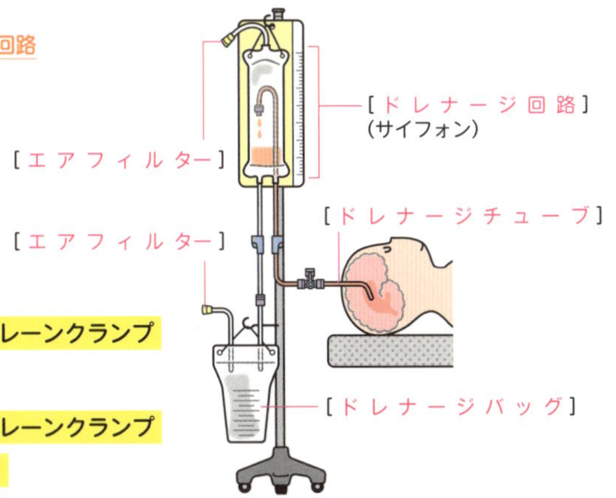

② ドレナージのしくみを理解する…2

[　　] に合う語を選んで書き込んでみよう！
血液　陰圧　自然　高低差　圧管理　フィルター

2 閉鎖式：自然流出式ドレナージ（硬膜下、硬膜外、皮下）

- ドレーンに直接、[フィルター] のない排液バッグを使用した閉鎖回路です。
- 術後の [血液] や貯留液などを排出させる目的のため、厳重な [圧管理] を必要としません。
- 頭部と排液バッグの [高低差] で圧が変化します。
- 過大な [陰圧] がかかると硬膜縫合部髄液漏《ずいえきろう》を誘発する危険性があるため、通常はベッドの上に置くか、ベッドサイドでつるして [自然] に排出させます。

医師の指示を確認しましょう。

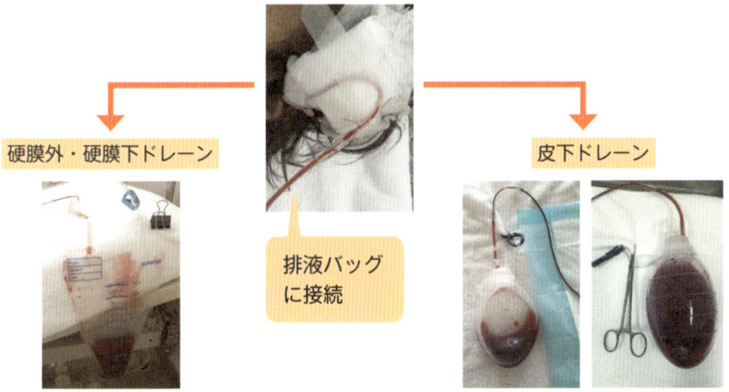

（梅田麻由．これならわかる！脳神経外科ドレーン管理．大阪，メディカ出版，2014，27．より転載）

落下防止！
テープやクリップ、コッヘルなどで固定します。

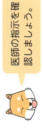

③ ドレーンの管理…1

習得のコツ 適切なドレーンの固定法を選択するには挿入部の観察をしましょう。

[　　] に合う語を選んで書き込んでみよう！（複数回使う語があります）
体動　出血　発赤　腫脹　ガーゼ　ループ　外耳孔　滲出液　ドレーン　ドレッシング材

1 ドレーンの固定

ドレーンの挿入部から出血や滲出液《しんしゅつえき》がある場合は [ガーゼ] を使用し、それ以外は感染予防ために [ドレッシング材] を使用します。

●ガーゼ

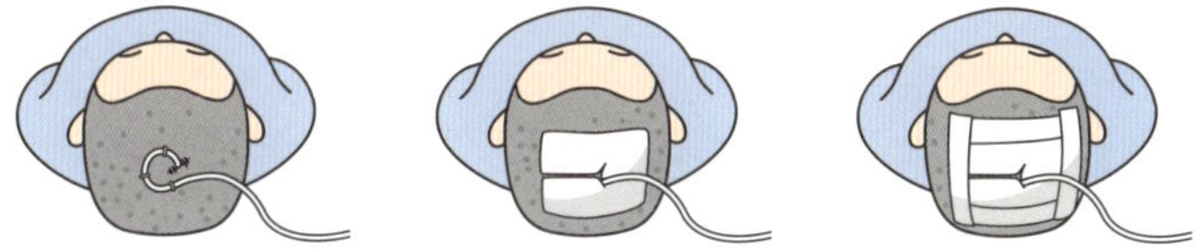

①抜去予防のため [ループ] を作り固定　②切り込みガーゼを挿入　③ガーゼがずれないようテープで固定

●ドレッシング材

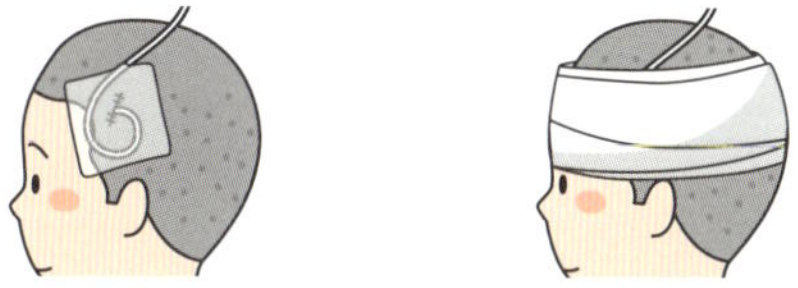

①ドレッシング材で閉鎖　②[体動] によりドレッシング材がはがれないよう包帯で保護

2 ドレーン挿入中の看護

●観察

- 刺入部の管理
  - ①感染徴候（[発赤《ほっせき》] や [腫脹《しゅちょう》]）がないかどうか
  - ②刺入部からの [出血]・[滲出液《しんしゅつえき》] がないか
  - ③[ドレーン] が抜けていないか
  - ④[ループ] がゆるんでいないか
- 圧の管理（開放式のみ）

側脳室から第三脳室への道であるモンロー孔の高さと [外耳孔] の高さが近いので、0 cmH_2O にセットされているレーザーポインターを [外耳孔] にあて、0点設定をします。

③ドレーンの管理…2

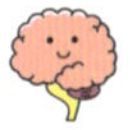

[　　] に合う語を選んで書き込んでみよう！
脳内　髄液　感染　糖分　髄液の漏出　頭蓋内圧亢進　ドレナージチューブ

3 ドレーン挿入部の観察

- ドレーンを留置するということは、直接、[脳 内] と交通しているため感染の原因となります。
- 刺入部からの [髄 液 の 漏 出] は感染のリスクを高めるので、すぐに医師に報告しましょう。

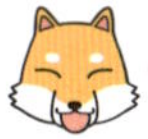

髄液は [糖 分] が多いため細菌繁殖の温床になりやすいのです。

異　常	考えられること	対処方法
ドレナージチューブ挿入部がぬれている	[髄 液]、滲出液のもれ	●ガーゼ交換、挿入部からどの程度もれているか確認 ●設定圧の確認 ●医師へ報告 ●ドレーン挿入部からもれないよう縫合するか医師と検討
	[頭 蓋 内 圧 亢《こう》 進《しん》] の可能性	●意識レベル・神経症状・頭蓋内圧観察 ●設定圧の見直し ●異常時はすみやかに医師へ報告
	不適切な圧設定（設定圧より頭蓋内圧が高い）	●頭蓋内圧観察 ●医師と設定圧の見直しを話し合い
	[ド レ ナ ー ジ チ ュ ー ブ] の閉塞	●ドレーンの屈曲・圧迫の確認 ●ドレナージ回路のクランプの確認 ●接続部の三方活栓の確認 ●浮遊物などによるドレナージチューブの閉塞⇒ミルキング施行
ドレナージチューブ挿入部の皮膚異常（発赤、圧痛、腫脹）	[感 染]	●バイタルサイン確認 ●血液データで異常の有無の確認 ●髄膜炎徴候（項部硬直）の有無の確認 ●すみやかに医師へ報告

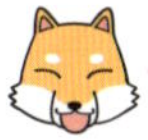

- ドレナージ中の患者の発熱、首の痛み、項《こう》部《ぶ》硬直《こうちょく》は髄膜炎の可能性があります。
- 対応の早さが患者の予後を左右する可能性があるため、異常に早く気づき対処することが重要です。

④ドレナージの異常への対応…1

習得のコツ 正常と異常を理解してドレナージの観察を行いましょう。

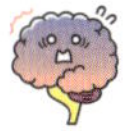

[　　] に合う語を選んで書き込んでみよう！（複数回使う語があります）
3〜4　20　150　滅菌　抜け　心拍　閉塞　設定圧　頭蓋内圧　チャンバー
起き上がり

1 ドレナージの異常とその対応

①拍動の変化

圧調整式ドレナージ中は、通常は [心 拍] と一致した拍動があります。

拍動がなくなるということは、

- ドレナージチューブトラブル→ [閉 塞]、[抜 け]、接続部が外れている可能性

対応：ドレナージチューブを患者側から手で触りながら確認し、医師に報告

- 患者の状態変化→ [頭 蓋 内 圧] が亢進または低下している可能性

対応：患者のバイタルサイン、意識レベル、神経学的所見の変化を確認し、医師に報告します。

②極端な流出量の変化

全脳脊髄液は約 [1 5 0] mL。1 日 [3 〜 4] 回入れ替わっています。流出量の目安は、[2 0] mL/ 時以上排液が出れば多いのでは？と疑います。排液が急激に増えたときには、

- 頭蓋内圧の上昇

対応：意識レベル、神経学的所見の変化、頭蓋内圧観察。[設 定 圧] の見直し。

- 設定圧の不適切　対応：0 点、設定圧の観察
- フィルターのトラブル

対応：[チ ャ ン バ ー] 部のフィルターを確認。汚染時は医師に報告し、[滅 菌] 操作で新しい回路に交換

- 患者の体動

対応：患者の [起き上がり] の有無の確認。[起き上がり] を目撃したら、すぐにクランプします。

③排液の色・性状の変化

④エアフィルターの汚染

⑤ドレーンの抜去・切断

④ドレナージの異常への対応…2

［　］に合う語を選んで書き込んでみよう！（複数回使う語があります）
圧痛　患者　減少　増加　亢進　腫脹　髄液　出血　閉塞　抜け　設定圧
滲出液　起き上がり

⑥ドレナージ異常で考えられること

異　常	考えられること	対処法
急に排液量が［増 加］	●頭蓋内圧の上昇 ●［設 定 圧］の不適切 ●フィルターのトラブル ●［患 者］の体動	●意識レベル、神経症状、頭蓋内圧の観察を行う ●設定圧の見直し ●チャンバー部のフィルター確認 ●体動時の排液流出の状態を確認
急に排液量が［減 少］	●頭蓋内圧の低下 ●ドレナージチューブの［閉 塞］、［抜 け］、接続外れ ●フィルターのトラブル	●低髄圧症状の確認 ●意識レベル、神経症状、頭蓋内圧の観察を行う ●ドレナージチューブの屈曲、圧迫、閉塞の確認 ●接続部の三方活栓の確認 ●フィルターの汚染の有無
血性の排液が流出してきた	●［出血］の可能性	●意識レベル、神経症状、バイタルサインの確認
ドレナージチューブの刺入部がぬれている	●［髄 液］、［滲出液《しんしゅつえき》］の漏れ ●頭蓋内圧［亢 進］の可能性 ●ドレナージチューブの［閉 塞］	●どの程度ぬれているか確認 ●設定圧の確認 ●意識レベル、神経症状、頭蓋内圧の観察 ●ドレーンの屈曲、圧迫の確認 ●回路のクランプの確認 ●接続部の三方活栓の確認
ドレナージチューブの刺入部の発赤、［圧 痛］、［腫脹《しゅちょう》］	●感染	●バイタルサインの確認 ●血液データの確認 ●髄膜炎徴候の確認

患者の［起 き 上 が り］を確認したときにはドレーンはクランプ

異常発見時には医師へ報告しましょう。

 肩に力が入りすぎてないですか？　深呼吸を１回してみましょう。

④ドレナージの異常への対応…3

［　］に合う語を選んで書き込んでみよう！
固定　抑制　回路　短い　汚染　髄液　ゆとり　ループ　クランプ　ミルキング
目を離さない　エアフィルター　クランプ開放忘れ

2 ドレナージ中の合併症と予防

皮下トンネルが［短 い］と感染リスクが上がるといわれている。

合併症	予防策
感　染	●ドレーンは皮下を通り頭皮外へ固定される。 ●刺入部の観察（発赤・腫脹・髄液漏の有無）、清潔の保持 ●エアフィルターの汚染防止や回路内排液の逆流防止 ●ガーゼ・排液バッグ交換時の無菌操作 ●ドレッシング材は［汚 染］がない限り基本的には交換しない。 ●［髄 液］の漏出がある場合は、すぐに医師に報告
閉　塞	●設定圧の確認 ●クランプの確実な開放 ●脳室・脳槽・スパイナルドレナージチューブの［ミ ル キ ン グ］はしない。
排液過多（オーバードレナージ）	●設定圧の確認 ●回路の落下防止 ●［エ ア フ ィ ル タ ー］をぬらさない
ドレーンの事故抜去	●苦痛の除去 ●患者の目に触れない位置や手の届かない位置に留置する。 ●ドレーンチューブの固定 ●必要時は鎮静・抑制

●移動時などに［ク ラ ン プ］を忘れない。
●［回 路］を不用意に持ち上げない。

必ずダブルチェック

破損するリスクあり

移動後などの［ク ラ ン プ 開 放 忘 れ］に注意

・移動時にドレーンが置き去りにならないよう［目 を 離 さ な い］。
・ドレーンの［固 定］を確実にする。

［抑 制］は不穏を助長することがあるので注意

●［ル ー プ］を作る。
●［ゆ と り］を持たせる。
・周囲の整理

ドレーンは脳内と直接つながっているため、トラブルが生命をおびやかす可能性が大きいので、一つひとつていねいに観察していきましょう。

① 脳梗塞の病態・症状・治療を理解する…1

習得のコツ 脳梗塞の 3 つの分類を理解しよう。脳の役割分担を理解して症状を予測しよう。

［　　］に合う語を選んで書き込んでみよう！（複数回使う語があります）
1.5　閉塞　先端　栄養　血栓　酸素　心臓　活動中　安静時　脳梗塞内　心房細動　動脈硬化　細い血管　コレステロール　もろくなった血管

1 病態と特徴

脳梗塞《のうこうそく》は、脳血管《のうけっかん》が［閉塞《へいそく》］して脳細胞に［酸素］や［栄養］が行き渡らなくなり障害をきたす疾患で、3 つに分類されます。

●脳梗塞の分類

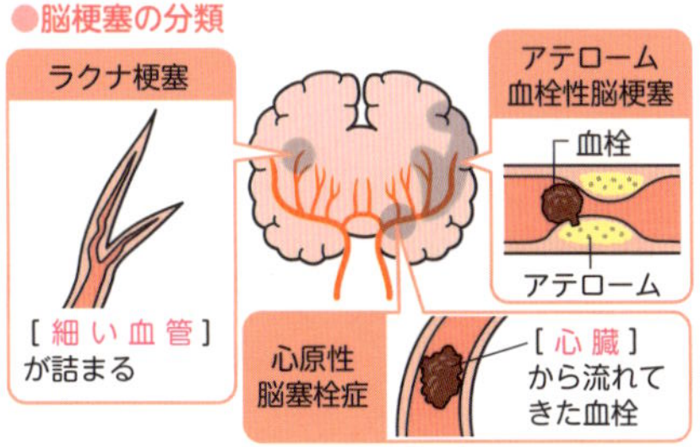
ラクナ梗塞
［細い血管］が詰まる
アテローム血栓性脳梗塞
血栓
アテローム
心原性脳塞栓症
［心臓］から流れてきた血栓

①アテローム血栓性脳梗塞

血管に［コレステロール］が溜《た》まった結果、血の塊《かたまり》（［血栓《けっせん》］）ができて詰まる脳梗塞です。

［安静時］に発症することも多く、目覚めたときに気づくこともあります。

②心原性脳塞栓症《しんげんせいのうそくせんしょう》

心疾患、とくに［心房細動《しんぼうさいどう》］（AF）が原因で心臓内にできた血栓が流れてきて詰まる脳梗塞です。広範囲な脳梗塞で重症になることも多いです。

［活動中］に発症することも多く、突然発症して症状が完成（脳の神経細胞が機能を失う）することが特徴です。

③ラクナ梗塞

［動脈硬化］で細くなった血管が詰まる脳梗塞です。脳の太い血管から分岐《ぶんき》する［1.5］mm 以下の［細い血管］（穿通枝《せんつうし》の［先端《せんたん》］）が詰まる脳梗塞です。

2 その他の脳梗塞および脳梗塞の前兆

①出血梗塞《しゅっけつこうそく》

治療により詰まっていた血流が再開した際に、脳梗塞で［もろくなった血管］が血流に耐え切れず血液が漏《も》れてしまうことで、［脳梗塞内］に出血が起こった状態です。

① 脳梗塞の病態・症状・治療を理解する…2

［　　］に合う語を選んで書き込んでみよう！（複数回使う語があります）
24　15〜20　失語　血栓　片麻痺　糖尿病　分岐部　広範囲　自然消失　意識障害　抗血栓薬　拡散強調　心房細動　脂質異常症　頸動脈狭窄

② BAD《ビーエーディー》（branch atheromatous disease）

アテロームが原因で、脳深部《のうしんぶ》の血管（穿通枝《せんつうし》の［分岐部《ぶんきぶ》］）に［広範囲］な脳梗塞を引き起こします。アテローム血栓性脳梗塞と似ていますが、数日かけて徐々に脳梗塞が広がり、麻痺などの症状が進行していきます。

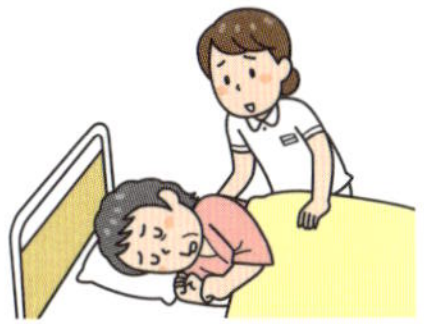

症状の変化の早期発見に努めるとともに、患者さんの精神的な負担や不安への支援を行います。

③ TIA《ティーアイエー》（一過性脳虚血発作《いっかせいのうきょけつほっさ》）

突然に、脱力、片麻痺《へんまひ》、構音障害《こうおんしょうがい》、失語症《しつごしょう》、感覚障害などの症状が出現し、［24］時間以内に症状が［自然《しぜん》消失《しょうしつ》］する疾患です。［抗血栓薬］の投与が開始される場合もあります。

●脳梗塞の前兆（TIA）

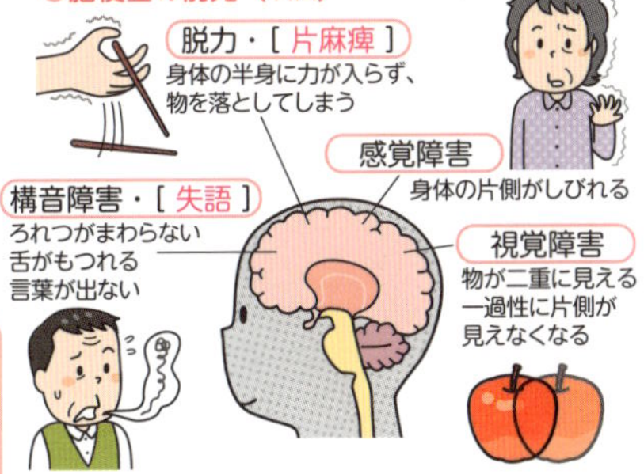
脱力・［片麻痺］
身体の半身に力が入らず、物を落としてしまう
感覚障害
身体の片側がしびれる
構音障害・［失語］
ろれつがまわらない
舌がもつれる
言葉が出ない
視覚障害
物が二重に見える
一過性に片側が見えなくなる

「消失したから安心」と考えがちですが、TIA 後の脳梗塞発症率は［15〜20］%と高く、前兆として注意します。

3 症　状

脳梗塞は、閉塞する血管や、その血管が酸素や栄養を運んでいる脳の部位の機能によって、主に、［意識障害］、［片麻痺］、嚥下障害、失語症、視野欠損《しやけっそん》、めまいなどの症状をきたします。

4 診　断

- **頭部 MRI**：［拡散強調《かくさんきょうちょう》］画像　●**頸動脈超音波検査**：［頸動脈狭窄《けいどうみゃくきょうさく》］の有無を調べる。
- **心電図・心臓超音波検査**：［心房細動《しんぼうさいどう》］や［血栓］の有無を調べる。
- **血液検査**：脳梗塞の原因となる異常の有無を調べる（［糖尿病《とうにょうびょう》］や［脂質異常症《ししついじょうしょう》］など）。

①脳梗塞の病態・症状・治療を理解する…3

[　　] に合う語を選んで書き込んでみよう！
4.5　再発　拡大　抗凝固薬　抗血栓薬　エダラボン　脳保護効果　抗血小板薬
開頭外減圧術　血栓回収療法　頸動脈内膜剥離術　頸動脈ステント留置術

5 治　療

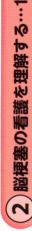

①内科的治療

- **rt-PA（アルテプラーゼ）静脈療法**：薬を使って脳梗塞患者の脳血管内の血栓を溶かす治療です。脳梗塞発症後［ 4 . 5 ］時間以内の脳梗塞に対する治療の第一選択です。
- **抗血栓療法**：血液をさらさらにする薬剤を投与し、脳梗塞の［ 拡 大 ］や［ 再 発 ］を予防することが重要です。静脈注射は急性期のみ適応となります。
- **脳の保護療法**：脳梗塞巣《のうこうそくそう》周囲《しゅうい》の［ 脳 保 護 効 果 ］を期待して［ エ ダ ラ ボ ン ］を投与します。
- **再発予防のための薬物療法**：亜急性期《あきゅうせいき》から慢性期では［ 抗 血 栓 薬 ］を内服します。

薬物療法のポイント

- **動脈血栓予防**：ラクナ梗塞、アテローム梗塞の場合は血小板の働きを抑える［ 抗 血 小 板 薬 ］（アスピリン、クロピドグレル硫酸塩、シロスタゾールなど）を投与します。
- **静脈血栓予防**：心原性脳塞栓症《しんげんせいのうそくせんしょう》の場合は、血液を固める凝固因子《ぎょうこいんし》の働きを抑える［ 抗 凝 固 薬 ］（ワルファリンカリウム、アピキサバン、リバーロキサバンなど）を投与します。

②外科的治療

- **頸動脈狭窄に対する治療**：［ 頸《けい》動《どう》脈《みゃく》ス テ ン ト 留《りゅう》置《ち》術《じゅつ》］（CAS）（p.72 参照）、［ 頸《けい》動《どう》脈《みゃく》内《ない》膜《まく》剥《はく》離《り》術《じゅつ》］（CEA）で頸動脈を直接切開して狭窄の原因であるアテロームを取り除きます。
- **急性期脳梗塞への治療**：［ 血《けっ》栓《せん》回《かい》収《しゅう》療《りょう》法《ほう》］（p.67 参照）を行います。
- **亜急性期脳梗塞に対する治療**：脳腫脹《のうしゅちょう》による頭蓋内圧上昇を緩和するために、頭蓋骨を一時的に外す［ 開《かい》頭《とう》外《がい》減《げん》圧《あつ》術《じゅつ》］を行います。

②脳梗塞の看護を理解する…1

習得のコツ 病巣から考えられる症状、患者が示す症状を何度も比較すると理解が深まります。

[　　] に合う語を選んで書き込んでみよう！
屈曲　回内　再発　陽性　血圧　拡大　低下　下降　構音障害　感覚障害　瞳孔不同
クッシング　脳ヘルニア　経時的な変化　浸透圧利尿薬　二酸化炭素分圧

1 観察のポイント

脳梗塞の［ 拡 大 ］や［ 再 発 ］によって頭蓋内圧が亢進し［ 脳 ヘ ル ニ ア ］を起こすと命にかかわる事態となります。予防や早期発見のためには、徴候を見逃さないように共通の評価指標や［ 経 時 的 な 変 化 ］の有無を観察することが重要です。

- **意識レベル**：JCS や GCS を用いて観察します。
- **瞳孔径**、［ 瞳《どう》孔《こう》不《ふ》同《どう》］の有無、対光反射の有無など。
- **四肢麻痺の程度**：徒手筋力《としゅきんりょく》テスト（MMT《エムエムティ》）、バレー徴候、ミンガッチー二徴候など。
- **バイタルサイン**：血圧、心拍数、体温、呼吸状態の急激な変化など
- **その他神経症状**：［ 構《こう》音《おん》障《しょう》害《がい》］、失語、［ 感 覚 障 害 ］、嚥下障害など。

●バレー徴候の調べ方（上肢）

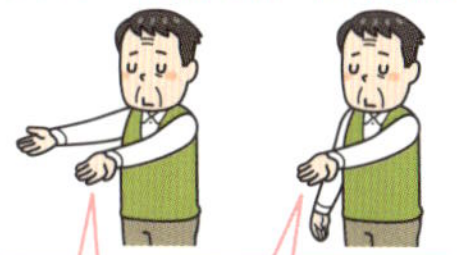

目を閉じて手の平を上にし、両上肢を水平位まで上げる。［屈 曲］、［回 内］、［下 降］が見られれば［陽 性］となり、脳卒中などの麻痺を考える。

観察のポイント（脳ヘルニアの徴候の発見）

- 脳ヘルニアでは、瞳孔不同や、［ 血 圧 ］の上昇と徐脈（［ ク ッ シ ン グ ］現象）が頭蓋内圧亢進によって現れることがあります。

2 看護のポイント

①脳梗塞の拡大や再発の予防

- **血圧の管理**：血圧が低すぎると脳血流量が［ 低 下 ］し脳梗塞の拡大の要因となります。
- **頭蓋内圧亢進による脳ヘルニアの予防**：［ 浸《しん》透《とう》圧《あつ》利《り》尿《にょう》薬《やく》］の投与などの薬物療法、頭蓋内圧亢進の要因となる疼痛、嘔吐、排便時の怒責、［ 二 酸 化 炭 素 分 圧 ］の上昇、咳嗽などの呼吸運動、静脈還流《じょうみゃくかんりゅう》の阻害などを予防することが必要です。

③ 脳出血の病態・症状・治療を理解する…1

習得のコツ 脳出血の病態を理解し、部位による違いを知りましょう。

[ ]に合う語を選んで書き込んでみよう！

破壊　圧迫　突然　部位　細い　高血圧　大きさ　急性水頭症

● 高血圧で血管が破れる仕組み

1 病態

- 脳の[細い]血管（穿通枝）が破れて脳の中（脳実質内）に出血する疾患です。前触れ症状はほとんどなく、[突然]発症します。出血した血液（血腫）が周囲を[圧迫]し、脳細胞を[破壊]して、機能障害を起こします。
- 70〜90％は[高血圧]が原因で、他には脳血管の異常（脳動静脈奇形、モヤモヤ病など）、脳腫瘍からの出血などがあります。

2 症状

- 出血の[部位]や[大きさ]によって症状やその程度はさまざまです。頭痛、意識障害、運動麻痺、感覚障害、失語症、嚥下障害、構音障害、視野障害、半側空間無視などがみられます。

● 脳出血の部位ごとの症状・特徴

● 脳出血の部位
① 被殻出血
② 視床出血
⑤ 皮質下出血
④ 脳幹出血
③ 小脳出血

部位・割合	症　状	特　徴
① 被殻出血 約40％	頭痛、意識障害、片麻痺（反対側）、感覚障害（反対側）、共同偏視	・脳出血の中で最も多い。 ・瞳孔の観察：病巣側への共同偏視
② 視床出血 約30％	頭痛、意識障害、片麻痺（反対側）、感覚障害（反対側）、構音障害、失語症、めまい、視野障害、半側空間無視	・感覚情報の中継地点で起こるため、温度や痛みの異常など感覚面に影響を及ぼしやすい。脳室に近く脳室穿破を伴いやすい。 ・瞳孔の観察：内下方（鼻先をにらむ）、縮瞳
③ 小脳出血 約10％	後頭部痛、嘔吐、めまい、起立・歩行障害	・小脳の空間は狭いので、第四脳室の交通障害から[急性水頭症]を起こしやすい。[脳ヘルニア]を起こしやすい。 ・瞳孔の観察：健側への共同偏視

原因や病態などの基本が理解できれば難しくないですよ。

実践編A 疾患別の病態・症状・治療

② 脳梗塞の看護を理解する…2

[ ]に合う語を選んで書き込んでみよう！

運動　麻痺　脱水　生活習慣　高脂血症　抗血栓薬
出血性病変　摂食嚥下障害　獲得した能力　残された能力　チーム　段階的

②合併症予防

- [摂食嚥下障害]による誤嚥性肺炎、意識障害、[麻痺]による[脱水]、抗血栓療法による[出血性病変]、[麻痺]側の肩関節脱臼や疼痛などにも予防が必要です。
- 廃用症候群の予防：不足したADLの介助を行います。脳梗塞の増悪に注意しリスク管理を行いながら進めます。

③ADLの向上支援

- 早期離床：廃用症候群の予防には早期離床が必要です。離床の際にはバイタルサイン、神経症状の変化を見ながら[段階的]に実施します。

看護のポイント（看護師の視点）

- 患者さんに[残された能力]や[獲得していく能力]は何かを把握し、できることは患者自身にやってもらいながら最小限の介助を実践します。
- 生活すべてをリハビリテーションの場としていくように支援します。退院後の生活へつなげて、他職種も含めた[チーム]で援助計画を共有しましょう。

④再発予防の指導

- 突然、脳卒中を発症して不安や落ち込みでつらい気持ちを抱えている患者さんが「リハビリを頑張ってみよう」と思えるようになるには、何かが必要になるでしょう。
- 脳梗塞は再発しやすい疾患です。そのため、退院後の[生活習慣]の改善が望まれます。その人の生活の中で取り入れられる提案をしていきましょう。必要な情報を提供するとともに、高血圧、糖尿病、[高脂血症]のコントロールが再発予防において重要です。また、禁煙、節酒、脱水の予防、[運動]の習慣、バランスの取れた食事の習慣を心掛けるよう指導します。
- [抗血栓薬]の服用、[生活習慣]（減量、運動）

突然発症した患者さんの気持ちを尊重して患者さんと一緒に看護計画を考えましょう！看護はチームでやるのです。

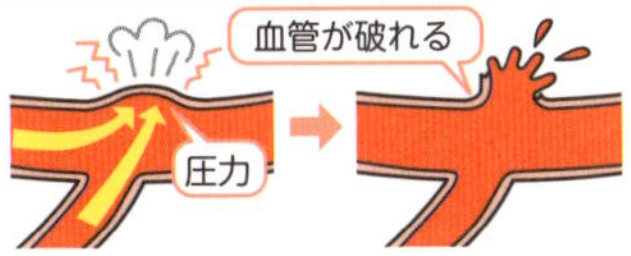

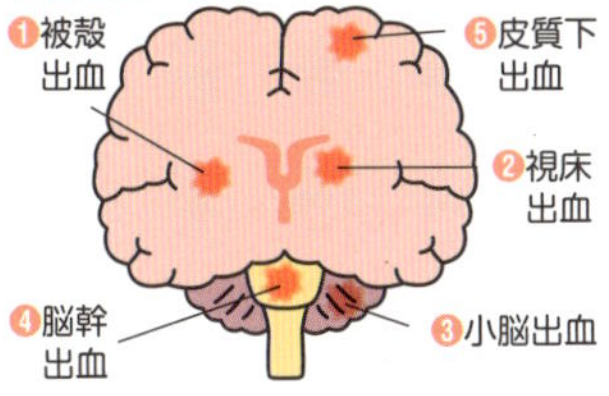

③脳出血の病態・症状・治療を理解する…2

［　　］に合う語を選んで書き込んでみよう！（複数回使う語があります）
140　1～2　圧迫　部位　高血圧　大きさ　数時間　水頭症　脳脊髄液
脳ヘルニア　詳細な病変　生命の危険

●脳出血の部位とその症状・特徴（続き）

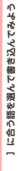

部位・割合	症　状	特　徴
④脳幹出血 約 10%	意識障害、呼吸障害 四肢麻痺、嚥下障害 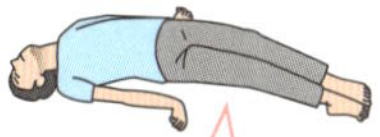	●呼吸や心拍数を調節する領域なので、最も重症で予後不良。急激に意識を失い重症化することが多く、緊急性が最も高い。 ●瞳孔の観察：眼球正中位固定《がんきゅうせいちゅういこてい》、強度縮瞳《きょうどしゅくどう》 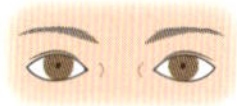
●除脳硬直肢位《じょのうこうちょくしい》：上肢は固く伸展し、足関節は伸展位で膝が伸展する。		
⑤皮質下出血 約 10%	運動麻痺、失語症、失行、半側空間無視《はんそくくうかんむし》、視野障害など	●出血部位（葉《よう》）によって症状が違う。［高血圧《こうけつあつ》］以外の原因で発症することも多い。 ●脳動静脈奇形（AVM）：若年者 ●アミロイドアンギオパチー：高齢者

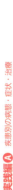

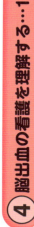

3 治　療

CT で脳出血の［部　位］・［大　き　さ］などの初期診断を行い、MRI で［詳　細　な　病　変］を診断します。

①内科的治療（薬物療法）

- **降圧療法**：脳出血急性期は収縮期血圧［１　４　０］mmHg 未満に降圧します。
- **抗脳浮腫療法**：発症［数　時　間］後に出血周囲の脳がむくみ、［１　～　２］週間持続します。
- **頭蓋内圧の管理**：頭蓋内圧亢進が進行して［脳　ヘ　ル　ニ　ア］になると命の危険があります。

脳は硬い頭蓋骨におおわれているため、血腫や脳浮腫、水頭症などで容積が増えると頭蓋内の圧が上がります。

②外科的治療

- **血腫除去術**：血腫を除去することで、正常の脳や脳幹への［圧　迫］を軽減する手術です。
- **水頭症に対する手術**：出血によって［脳脊髄液《のうせきずいえき》］の流れに支障が生じ［水　頭　症］をきたした場合に、脳室内にチューブを留置して［脳　脊　髄　液］を排出させる手術です。

出血が多く、意識状態が悪く、［生　命　の　危　険］がある場合に外科手術が行われます。

④脳出血の看護を理解する…1

習得のコツ　発症直後は生命の危機に直面しています。少しの変化も見逃さないよう、頻繁な観察が必要です。

［　　］に合う語を選んで書き込んでみよう！
30°　挙上　圧迫　脳幹　体腔　再出血　脳浮腫　頭蓋内圧　脳ヘルニア
意識レベル　廃用症候群　増大

1 脳出血の急性期看護と観察のポイント

- 急性期看護は「出血の増大予防」と「出血周囲の脳保護」が中心になります。
- **呼吸と循環の管理**：脳は生命維持の中枢であるため、呼吸と循環の管理はとても大切です。
- **発症後 24 時間（とくに 6 時間以内）**：［再　出　血］を起こすリスクが高いです。
- **頭蓋内圧亢進の予防**：進行すると［脳　ヘ　ル　ニ　ア］を起こします。異常の早期発見に努めます。
- ［意　識　レ　ベ　ル］、バイタルサイン、神経症状の変化の観察がとても重要です。
- **日常生活の援助**：安静の必要性を説明し、さまざまな機能障害のため、日常生活の援助が必要です。早期から［廃用症候群《はいようしょうこうぐん》］の予防（次ページ参照）をすることが必要です。

①意識レベルの観察

- JCS（Japan Coma Scale）、GCS（Glasgow Coma Scale）を用いて評価します。
- 脳出血の［増　大］や［脳浮腫《のうふしゅ》］、水頭症などで［頭蓋内圧《ずがいないあつ》］が高くなると意識レベルが低下します。意識レベルが低下すれば、すぐに医師に報告します。

②神経症状の観察

- 頭痛、悪心・嘔吐の有無
- 運動麻痺、感覚障害、構音障害《こうおんしょうがい》、失語の程度など
- **瞳孔の観察**：左右の瞳孔径《どうこうけい》（瞳孔不同《どうこうふどう》の有無）、対光反射。瞳孔不同は［脳幹《のうかん》］への圧迫が考えられ、脳ヘルニアのサインです。

③頭蓋内圧亢進症状の観察と予防

- **観察**：頭痛、嘔吐、血圧上昇、意識障害、神経症状の悪化など
- **予防（体位の調整）**：頭部を［挙上《きょじょう》］します（［３０°］ギャッチアップ）。頸部の屈曲《くっきょく》、胸部・腹部を［圧　迫］する体位を避けます。嘔吐や嚥下障害がある場合は側臥位《そくがい》にします。

体位の調整では、頭部の血液や髄液を［体腔《たいくう》］に戻すための流れを阻害しない体位にします。

④脳出血の看護を理解する…2

[　　] に合う語を選んで書き込んでみよう！
1　20　3～4　尿　脳浮腫　降圧薬　血管内　筋緊張　誤嚥性肺炎　経管栄養法

④バイタルサイン（血圧、心拍数、呼吸状態、酸素飽和度、体温）の観察

- **再出血予防**：医師の指示のもと、[降圧薬《こうあつやく》] で血圧を下げます（収縮期血圧 140mmHg 未満）。

看護のポイント（血圧上昇の要因除去のためのアセスメント）
- 痛み、発熱、ストレス、不安、排尿の我慢、排便時の怒責、吸引時の刺激など

- **呼吸状態の観察**：呼吸状態を観察し、必要時、酸素投与や喀痰吸引《かったんきゅういん》を行います。
- **体温上昇の有無**：体温の上昇は、[脳浮腫《のうふしゅ》] を助長させます。

観察のポイント（脳出血患者の肺炎の誘発因子）
- 意識障害
- 臥位による肺機能の低下や無気肺
- 頭蓋内圧亢進による嘔吐
- 嚥下機能、咳嗽反射、唾液分泌の低下
- 片麻痺に伴う不十分な胸郭の動き

⑤IN・OUT（水分出納）バランスの観察・管理

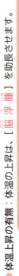

- **摂取量（in take）**：輸液量、輸血、経口摂取など
- **喪失量（out put）**：尿量、ドレーン排液量、便、不感蒸泄《ふかんじょうせつ》など
- **高浸透圧利尿薬**：脳組織の水分を [血管内] に移動させ [尿] などで体外に出すので、投与後に尿量を観察します。

水分出納はバランスが大切で、多すぎても少なすぎてもダメです。

⑥栄養の管理

- **摂食機能の観察**：覚醒の程度、口唇や舌の動き、嚥下反射《えんげはんしゃ》、咽頭《いんとう》の動きなど
- **口腔内の観察・清潔に保つ**：[誤嚥性肺炎《ごえんせいはいえん》] の予防にもなります。
- **経口摂取が困難な場合**：[経管栄養法《けいかんえいようほう》] で早期から栄養補給を行います。

⑦廃用症候群の予防

- **筋肉の萎縮**：[1] 日目には始まり、1 週間に約 [20] %の筋力が失われます。
- **拘縮**：不安定な姿勢は全身の [筋緊張] を高めて、拘縮を進行させる可能性があります。
- **起立性低血圧**：安静臥床から [3 ～ 4] 日で出現することもあります。
- **高齢者**：短い安静期間でも深刻な廃用症候群が起こるリスクがあります。

拘縮予防にはクッションなどでベッドと身体の隙間を埋めて肢位を安定させます。バイタルサインや神経症状に注意して、早期からリハビリテーションを行います。

 脳出血の患者は、とくに肺炎のリスクが高いので、誘発因子がないかよく観察しましょう。重篤化や廃用症候群を防いで、患者さんの人生の可能性を広げましょう。

⑤くも膜下出血の病態・症状・治療を理解する…1

習得のコツ くも膜下出血の出血部位や症状をしっかり覚えよう！

[　　] に合う語を選んで書き込んでみよう！（複数回使う語があります）
10～15　20～30　25～35　頭痛　軟膜　硬膜　死亡　くも膜　後遺症　脳動脈瘤

1 病態

脳は 3 つの髄膜《ずいまく》（硬膜《こうまく》、くも膜、軟膜《なんまく》）に包まれています。くも膜下出血は [くも膜] と [軟膜] の間（くも膜下腔《まくかくう》）に出血が起こった状態です。[脳動脈瘤《のうどうみゃくりゅう》] と言われる血管のふくらみが、ある日、突然、破裂することで出血が起こります。

●くも膜下出血

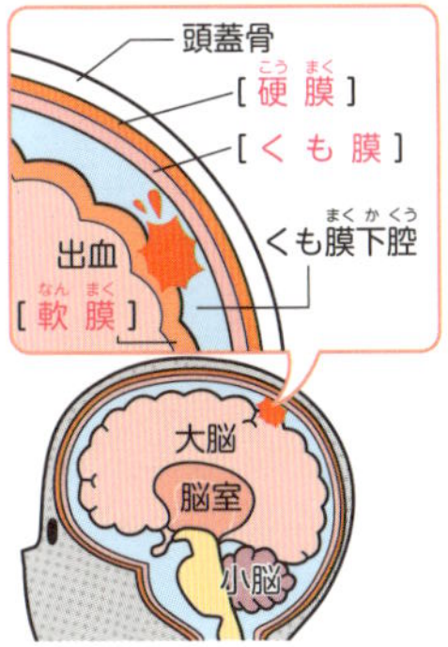

●脳動脈瘤の好発部位

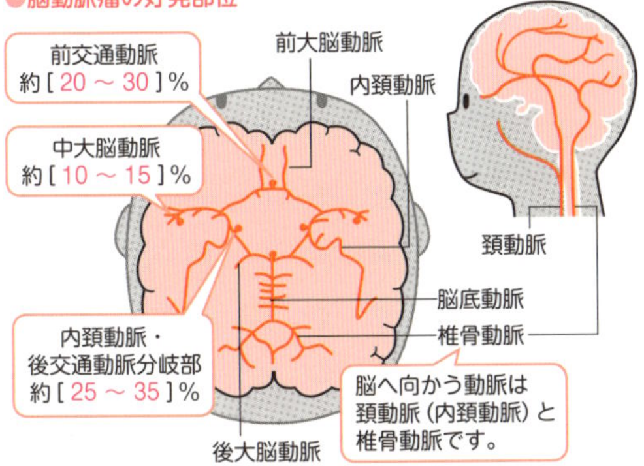

2 症状

- 激しい [頭痛] や、嘔吐、意識障害などが起こります。

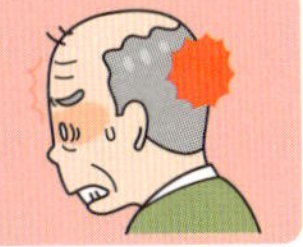

くも膜下出血の症状のポイント（3分の1ルール）
- くも膜下出血を起こすと、死亡したり後遺症を残す確率が高いです。最初の出血で約 3 分の 1 は「[死亡]」に至り、約 3 分の 1 は「命はとりとめるが重い [後遺症]」を残し、約 3 分の 1 は「社会復帰できる」といわれています。

イラストで病態を確認しながら、どんな病気か知りましょう。

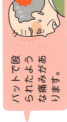

5 くも膜下出血の病態・症状・治療を理解する…2

［　　］に合う語を選んで書き込んでみよう！（複数回使う語があります）
24　8〜10　開頭　鎮静　降圧　露出　未破裂　コイル　脳虚血　血管穿刺
クリップ　歩行障害　細く狭小化

3 急性期の治療

- 再破裂を予防するために、まずは［鎮静《ちんせい》］・鎮痛と［降圧《こうあつ》］を行います
- ［未破裂］の脳動脈瘤《のうどうみゃくりゅう》がある場合は外科手術を行います。

初期治療の目的は、再出血の予防と頭蓋内圧の管理および全身状態の改善です。

●脳動脈瘤の外科手術

①脳血管内治療（脳動脈瘤コイル塞栓術）	●足の付け根などの［血管穿刺《けっかんせんし》］で行うため手《しゅ》術侵襲度《じゅつしんしゅうど》が低いです。動脈瘤の中に［コイル］を詰めて血液が動脈瘤の中に入らないようにして破裂を防ぎます。 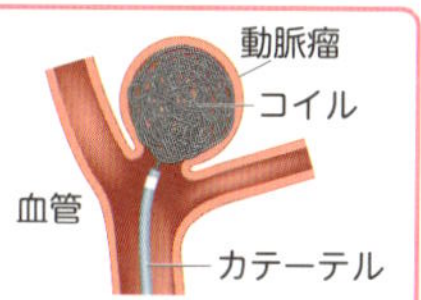
②開頭クリッピング術	●［開頭］し、脳動脈瘤を［露出《ろしゅつ》］した後、脳動脈瘤の頸部に［クリップ］をかけて動脈瘤の中に血液が入らないようにして破裂を防ぎます。 ●全身麻酔下で行うこと、［開頭］も必要なことから手術侵襲度が高いというデメリットがあります。 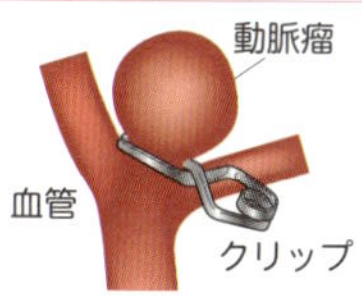

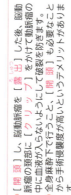

4 三大合併症

①再出血：くも膜下出血による再出血は、［24］時間以内に起こりやすく、再出血を起こすと予後は非常に悪く、死亡率も高くなります。

②脳血管攣縮《のうけっかんれんしゅく》（スパズム）：72時間後〜14日間（ピークは［8〜10］日）。頭蓋内血管が攣縮（［細く狭小化］する）を起こす病態です。攣縮によって［脳虚血《のうきょけつ》］が生じます。

運動麻痺・失語などの症状が出現したり、意識障害を伴うような重篤な脳梗塞になる場合もあり、予後は不良です。

③正常圧水頭症：発症後、数週〜数カ月後に生じます。主な症状は認知症、尿失禁、［歩行障害］で、予後は良好です。

 表の解説とイラストを見ながら、コイル塞栓術とクリッピング術の違いを理解しましょう！

6 くも膜下出血の看護を理解する…1

習得のコツ くも膜下出血は、発症直後から回復期まで、段階に応じた対応が必要です。

［　　］に合う語を選んで書き込んでみよう！
140　脈拍　動脈　安全　低下　刺激　降圧薬　肺水腫　瞳孔所見　運動麻痺
血圧上昇　マンシェット

1 急性期の看護と観察のポイント

①まず症状を確認

- 激しい頭痛や悪心・嘔吐で救急搬送されてくることが多いです。CTやMRIなどで診断を行いますが、激しい頭痛や嘔吐により［安全］に検査を受けられない可能性や、［刺激］により再出血を起こしてしまう可能性があります。

●くも膜下出血のCT画像

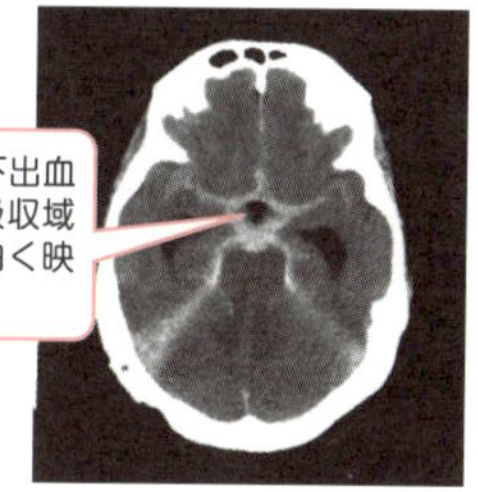

くも膜下出血は、高吸収域として白く映ります。

②バイタルサインや神経学的徴候の観察

- 意識レベル〔JCS（Japan Coma Scale）、GCS（Glasgow Coma Scale）〕、［瞳孔所見《どうこうしょけん》］（対光反射《たいこうはんしゃ》や瞳孔不同《どうこうふどう》の有無）、［運動麻痺《うんどうまひ》］など神経症状の有無、血圧、酸素飽和度（SpO_2）などを観察します。

急激な血圧上昇は再破裂の可能性を疑います。また重症のくも膜下出血になると、［肺水腫《はいすいしゅ》］を合併して、酸素飽和度が［低下］する場合があります。

③医師の指示に従い、鎮痛薬・鎮静薬を投与

- 激しい頭痛による怒責《どせき》や筋緊張《きんきんちょう》：［脈拍］増加や急激な［血圧上昇］が起こります。

④血圧管理

- 血圧が［140］mmHg以下となるようにコントロールします。維持できない場合は、医師の指示により［降圧薬《こうあつやく》］の持続投与を行います。

看護のポイント（血圧測定の注意）

- 自動血圧計による継続的な血圧測定は、［マンシェット］の加圧による刺激により血圧上昇を伴う可能性があるため、Aライン（［動脈］ライン）を挿入する場合もあります。

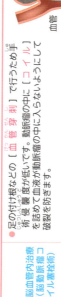

急性期における変化の早期発見に加えて、回復期の廃用症候群予防や精神的な支援、そして退院後の生活を含めた看護をしましょう。

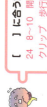

⑥くも膜下出血の看護を理解する…2

［　　］に合う語を選んで書き込んでみよう！
低下　脱水　恐怖　離床　鎮静薬　降圧薬　騒音遮断　暗室管理　緊急性の高い　全身状態の安定

2 発症～術前の看護

①再出血予防

- **鎮痛・鎮静**：［鎮静薬］の持続投与を行うこともあります。
- **血圧コントロール**：血圧を観察しながら［降圧薬《こうあつやく》］を調整し、血圧をコントロールします。
- **刺激を与えない**：［騒音遮断］、遮光《しゃこう》、［暗室管理］が大切です。

部屋を暗くすることが困難な場合は、アイマスクやタオルで目を覆います。

②不安の軽減

- 急な発症から、患者・家族は不安や［恐怖］を抱えています。［緊急性の高い］切迫した状況となることが多いため、処置やケアに集中しがちですが、患者・家族への声掛けや説明をしっかり行い、不安を解消することも大切です。

不安な状態が続くと、せん妄を誘発します。患者さんが安心して過ごせる配慮をしましょう。

3 術後の看護

①再出血予防

- **血圧コントロール**：術後 24 時間は再出血を起こすリスクがあります。血圧の上昇だけではなく、［低下］にも注意します。
- **鎮痛**：頭痛が続くため、鎮痛薬の投与になどで鎮痛をはかります。

②脳血管攣縮の管理

- **神経学的徴候の観察**：脳血管攣縮《のうけっかんれんしゅく》（スパズム）の徴候に注意します（次ページ参照）。
- **水分出納バランスチェック**：脳血管攣縮の時期なので［脱水］に注意します。

③ドレーン管理（脳槽《のうそう》ドレーン・腰椎《ようつい》（スパイナル）ドレーン）：p.39「基礎編Ⓑ」を参照。

④早期離床、リハビリテーション

- くも膜下出血発症後は、まず［全身状態の安定］が優先されます。［離床《りしょう》］の際も、血圧や脈拍の数値が正常であることを確認し、動作による変化を観察しながら進めます。

再出血は、24 時間以内（とくに 6 時間以内）に起こる可能性が高いため、予防が大切です。発症直後はできるだけ安静を保ち、侵襲的な検査や処置は避けましょう。

⑥くも膜下出血の看護を理解する…3

［　　］に合う語を選んで書き込んでみよう！
3　脳内　血腫　低下　上昇　怒責　脳梗塞　せん妄　マイナス　歩行障害　排尿障害　くも膜顆粒　腰椎－腹腔　脳室－腹腔　小さな変化　髄液ドレナージ

脳血管攣縮（スパズム）への看護・観察のポイント

- 脳血管攣縮《のうけっかんれんしゅく》（スパズム）とは、脳の血管が収縮して、血液の流れが悪くなる状態です。発症 72 時間以降から、2～3 週間頃に起こるといわれています。意識障害、神経脱落症状《しんけいだつらくしょうじょう》（運動麻痺、失語など）の新たな出現や増悪に注意します。発症時に症状が出現するのは約［3］割で、その約半数に［脳梗塞《のうこうそく》］が出現し、予後は不良です。
- 血圧の［低下］を防ぎ、水分出納バランスが［マイナス］に傾かないように管理しましょう。
- 常に患者さんの側で観察します。［せん妄《もう》］のような症状で現れることもあります。［小さな変化］を見逃さずに観察することが重要です。

④排便コントロール

- 排便困難による［怒責《どせき》］で、頭蓋内圧《ずがいないあつ》の［上昇］を予防するために、下剤などを使用します。

バイタルサインが安定しない場合は、ベッド上やポータブルトイレで排泄をすることもあります。環境調整し、患者が安心して排泄できるように配慮することも大切です。

⑤水頭症《すいとうしょう》

- 脳脊髄液《のうせきずいえき》の循環が悪くなって［脳内］にたまる状態です。くも膜下出血によって脳脊髄液に血液が混入し、脳脊髄液の吸収がうまくいかなくなることで水頭症が発生します。

①急性水頭症	●くも膜下腔に出血することで、［くも膜顆粒《まくかりゅう》］からの脳脊髄液の吸収が阻害されて、水頭症になります。 ●くも膜下出血直後に発生し、頭や背中から細い管（［髄液ドレナージ］）を挿入して脳脊髄液を体外に排出します。時間が経てば［血腫《けっしゅ》］が洗い流され、水頭症が治癒する可能性があります。
②正常圧水頭症	●くも膜下出血後 3 週間から 3 カ月間ほど経過してから発症することが多く、［歩行障害］、認知機能障害、［排尿障害］が特徴的です。 ●慢性的な水頭症には、V-P（［脳室《のうしつ》－腹腔《ふくくう》］）シャント、L-P（［腰椎《ようつい》－腹腔《ふくくう》］）シャントなどのシャント手術が必要となります。

発症 72 時間～2 週間ごろまでは脳血管攣縮（スパズム）の徴候に注意します。「いつもと様子が違う、なにかおかしいな？」と思うことも、医師に報告しましょう。

7 頭部外傷の病態・症状・治療・看護を理解する…1（急性硬膜外血腫）

習得のコツ 硬膜外血腫の病態（発生の時期や部位）、症状について理解しましょう。

［　　］に合う語を選んで書き込んでみよう！（複数回使う語があります）
48　間　血圧　止血薬　意識障害　意識清明　凸レンズ　外減圧術　術後出血

1 病態

●急性硬膜外血腫

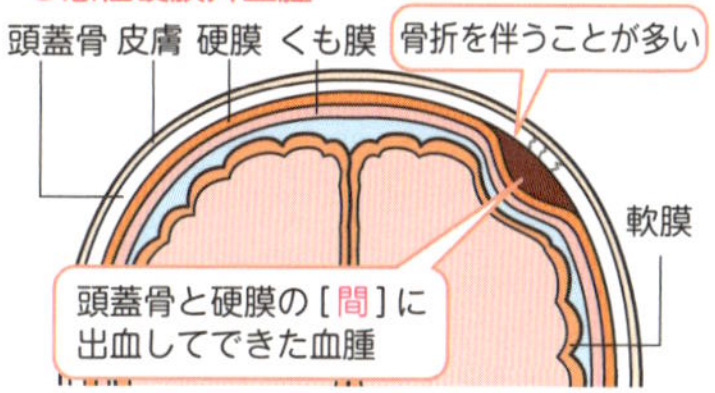

- 頭部外傷《とうぶがいしょう》により受傷後《じゅしょうご》［48］時間以内に頭蓋骨《ずがいこつ》と硬膜の［間］に血腫が生じます。
- CT所見：［凸《とつ》レンズ］型の高吸収域《こうきゅうしゅういき》がみられます。

2 症状

- 頭痛、悪心・嘔吐を伴うことが多いです。
- **意識清明期**：受傷直後は血腫が小さいため［意識清明《いしきせいめい》］なことが多いです。
- **時間経過とともに起こる症状**：時間経過とともに血腫《けっしゅ》が増大すると頭蓋内圧が亢進し、［意識障害］を引き起こすことがあります。

観察のポイント
- ［血圧］が上昇すると血腫が増大する危険があるため、測定をこまめに行います。

3 治療

①保存的治療（血腫が小さい場合）：［血圧］コントロール、［止血薬《しけつやく》］の投与を行います。

②外科的治療（血腫が大きく、意識障害や画像で正中偏位《せいちゅうへんい》を伴う場合）：緊急で開頭血腫除去《かいとうけっしゅじょきょ》術《じゅつ》が選択され、頭蓋内圧が高い場合には［外減圧術《がいげんあつじゅつ》］が併用されます。

- 術前：バイタルサインの変動や意識障害の進行、神経学《しんけいがく》的所見《てきしょけん》の変化について細かく丁寧に観察します。
- 術後：CTで［術後出血］や脳浮腫《のうふしゅ》の有無を確認し、術前と同様にバイタルサインや意識レベル、神経学的所見の観察を行います。

●頭部外傷術後のCT画像

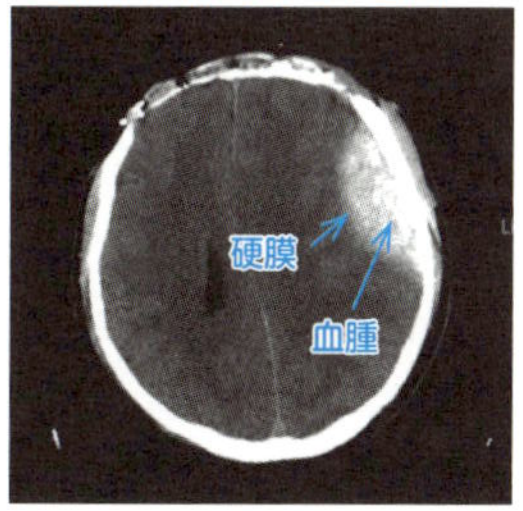

7 頭部外傷の病態・症状・治療・看護を理解する…2（急性硬膜下血腫）

習得のコツ 前頁の急性硬膜外血腫の病態や症状との違いを理解しましょう。

［　　］に合う語を選んで書き込んでみよう！（複数回使う語があります）
40〜60　間　散大　三日月　片麻痺　再出血　脳挫傷　降圧薬
運動麻痺　意識障害　外減圧術　血圧管理　脳ヘルニア　穿頭ドレナージ術

1 病態

●急性硬膜下血腫

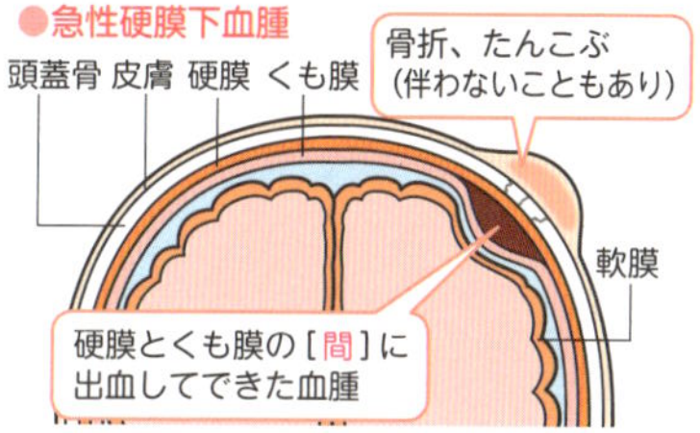

- 外傷などによって硬膜《こうまく》とくも膜との［間］に出血が生じる疾患です。［脳挫傷《のうざしょう》］を伴っていることもあります。
- 血腫の量が多く、［脳ヘルニア］を起こしている場合、予後は不良で、死亡率は［40〜60］%と言われています。
- CT所見：［三日月］型の高吸収域《こうきゅうしゅういき》がみられます。

2 症状

- 受傷直後より［意識障害］を生じることが多いです。
- 出血量が軽度、初期では頭痛、悪心・嘔吐《おうと》などの頭蓋内圧亢進症状《ずがいないあつこうしんしょうじょう》や失語、けいれんが生じます。多くは病側の瞳孔が［散大《さんだい》］、［片麻痺］が生じます。

観察のポイント
- 血腫の量によって症状の程度が変わるため、症状の変化や悪化に注意します。

3 治療

①保存的治療：［再出血］の予防が重要であるため、安静と血圧コントロールを行います。

②外科的治療：［穿頭《せんとう》ドレナージ術］もしくは開頭血腫除去術《かいとうけっしゅじょきょじゅつ》が選択され、［外減圧術《がいげんあつじゅつ》］が併用されることもあります。

- 術前：［降圧薬《こうあつやく》］を用いて血圧コントロールを行い、安静を保ちます。
- 術後：全身状態の観察と、術後出血の予防のために厳重な［血圧管理］を行います。［運動麻痺《うんどうまひ》］が残存することも多く、早期からリハビリテーションが必要となります。

実践編A 疾患別の病態・症状・治療

7 頭部外傷の病態・症状・治療・看護を理解する…3（慢性硬膜下血腫）

習得のコツ 急性期の頭部外傷との違いを理解しましょう。

[　　] に合う語を選んで書き込んでみよう！（複数回使う語があります）
時間　自然　頭痛　高齢者　五苓散　三日月　反対側　穿頭洗浄術　軽度の頭部外傷

1 病態

- [軽度の頭部外傷] によって硬膜《こうまく》とくも膜との間に [時間] をかけて血腫が溜《た》まっていく疾患です。受傷後3週間～2、3カ月経過してから発症します。転倒後の [高齢者] にもよくある疾患です。
- CT所見：[三日月] 型の高吸収域《こうきゅうしゅういき》がみられます。

●慢性硬膜下血腫

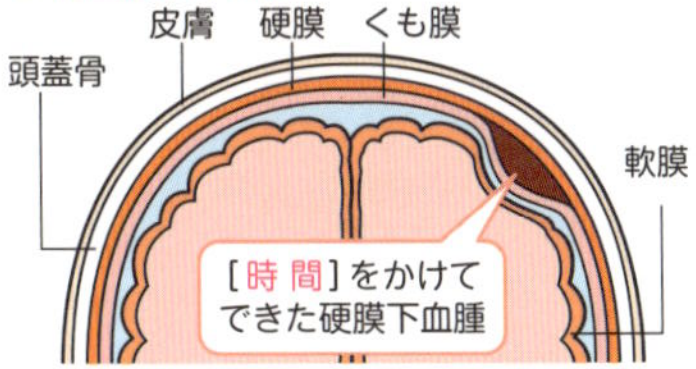

2 症状

- [頭痛]、認知症のような精神症状や、血腫と [反対側] の運動麻痺《うんどうまひ》が生じます。
- **時間経過とともに起こる症状**：徐々に血腫が溜まるため、[頭痛] はあまり強くなく、頭が重たい程度のこともあります。

観察のポイント（運動麻痺）
- 運動麻痺の増悪《ぞうあく》は血腫量が増えていることを示している可能性があるため、再度CT撮影をし、血腫量の評価が必要です。早めの手術が必要な場合もあります。

3 治療

①保存的治療：血腫が少量で症状が乏しいときは漢方薬《かんぽうやく》（[五苓散《ごれいさん》]）が処方され、[自然] に血腫が吸収されるのを待つこともあります。

②外科的治療：局所麻酔による [穿頭洗浄術《せんとうせんじょうじゅつ》] が行われます。30分程度で終了します。

- 術前：血圧コントロールと安静管理を行います。
- 術後：症状の変化に注意します。術前と比較し、意識レベルや運動麻痺が改善しているのかを観察します。再発率は3～20％です。

実践編B 術式別の治療、看護を理解する（開頭術）

1 開頭術の特徴・適応疾患・合併症を理解する

習得のコツ 開頭術がどのような手術かを理解しましょう。

[　　] に合う語を選んで書き込んでみよう！（複数回使う語があります）
20　露出　外傷　直接　無菌　圧迫　水頭症　脳腫瘍　脳出血　髄膜炎　脳動脈瘤　尿路感染症　脳ヘルニア

1 特徴

開頭術《かいとうじゅつ》とは、全身麻酔下で皮膚《ひふ》・筋膜《きんまく》・頭蓋骨《ずがいこつ》・硬膜《こうまく》・くも膜などを開けて脳を [露出《ろしゅつ》] させて、病巣に [直接] アプローチする手術です。

目的部位・疾患によってさまざまな開頭法とそれに準じたアプローチがあります。

2 適応疾患

[脳動脈瘤《のうどうみゃくりゅう》] のクリッピング術、[脳腫瘍《のうしゅよう》] の摘出術、[外傷《がいしょう》] による急性硬膜下《きゅうせいこうまくか》血腫《けっしゅ》、急性硬膜外血腫《きゅうせいこうまくがいけっしゅ》などの血腫除去術《けっしゅじょきょじゅつ》、[脳出血《のうしゅっけつ》] の開頭血腫除去術《かいとうけっしゅじょきょじゅつ》などがあります。

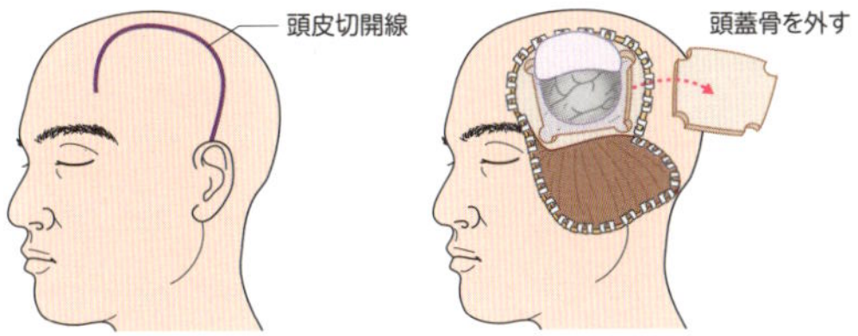

画像診断の上、[脳出血《のうしゅっけつ》] が大きい、もしくは重症の [水頭症《すいとうしょう》] を生じている場合で患者の意識状態が悪い（JCS [20] 以上）ときは、外科治療の適応となります。

3 開頭術の合併症

- **術後出血**：頭蓋内の血液量が多いことで脳への [圧迫] が強く生命の危険がある場合は再手術が必要です。多量の術後出血を起こした場合、頭蓋内圧亢進症状が出現します。
- **脳浮腫**：脳浮腫による頭蓋内圧亢進症状が進行すると [脳ヘルニア] の状態になり、生命の危機となります。
- **感染症**：注意するべき感染症は [髄膜炎《ずいまくえん》] です。[無菌] 状態である脳は感染に弱く、手術による細菌の混入が原因で [髄膜炎《ずいまくえん》] になる可能性があります。そのほか手術にかかわる合併症として呼吸器・[尿路感染症《にょうろかんせんしょう》] のリスクもあります。

実践編B 術式別の治療、看護を理解する（開頭術）

② 開頭術の看護を理解する

習得のコツ 術前・術後の精神的ケアを含めた看護の大事なところを理解しましょう。

[ ] に合う語を選んで書き込んでみよう！

> IN　肺炎　低下　上昇　心拍数　脳出血
> 抗凝固薬　タッチング　リッチモンド鎮静興奮スケール
> 血圧管理　体重　傾聴

1 術前の看護

●情報収集：血液検査データ、感染症の有無、血液型、アレルギーの有無、内服状況（特に [抗 凝 固 薬]）、義歯や動揺歯の有無、心電図、心エコーなどの確認をします。
●意識レベル、瞳孔所見、血圧、頭痛、悪心・嘔吐などの症状の観察
●患者の精神的ケア：症状の発症や治療、予後の不安があるため [傾 聴] などに努めます。

[タッチング] やアイコンタクトも行ってみましょう。

2 術後の看護と観察のポイント

●意識レベル評価：JCS、GCS（p.17 [入門編B-1] を参照）を使用して評価します。
中は [リッチモンド鎮静興奮スケール]（Richmond agitation sedation scale：RASS）を用いて評価します。
●神経学的所見：左右の瞳孔径や対光反射の有無、[運 動 麻 痺] の有無を観察します。
●バイタルサイン測定：心拍数、血圧、酸素飽和度、体温の観察をします。
術後指示に応じた [血 圧 管 理] が重要です。血圧や [心 拍 数] の上昇、[脳 出 血] の増大を、酸素飽和度の低下は [肺 炎] を疑います。
●循環動態：水分出納では、術中の [IN] 量も考慮したIN-OUTバランスの管理や [体 重] 測定も必要になります。
●呼吸管理：麻酔や気管内挿管により気道内分泌物は増加するため、体位ドレナージや排痰援助による気道浄化が大切です。
●体温管理：術中の体温は [低 下] しますが、手術の侵襲により体温が [上 昇] することがあります。そのため体温が正常に保てるようにすることと、次に起こることを予測して、意識することに観察する必要があります。

患者さんの変化に敏感になりましょう。アセスメント力を身に付けていきましょう。

実践編B 術式別の治療・看護を理解する（開頭術）

③ 神経内視鏡手術の特徴・適応疾患・合併症・看護を理解する

習得のコツ 開頭術との違いや、神経内視鏡手術による治療方法を理解しましょう。

[ ] に合う語を選んで書き込んでみよう！

> 狭い　局所　小開頭　髄膜炎　小さな穴　狭い視野　神経内視鏡

1 特徴

●鼻や頭に [小 さ な 穴] をあけ、そこから [神 経 内 視 鏡]（細いカメラ）を挿入し、カメラの画面を見ながら手術を行う手術方法です。
●開頭手術に比べ手術の視野が [狭 い] のが欠点ですが、[局 所] 麻酔でも可能です。

[小 開 頭] で行い、手術時間も短いため患者の負担を少ないという利点があります。

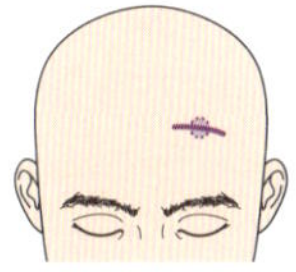

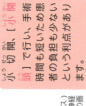

前頭部に数cm程度の皮膚切開を行い、頭蓋骨に直径1cm程度の穴を開ける

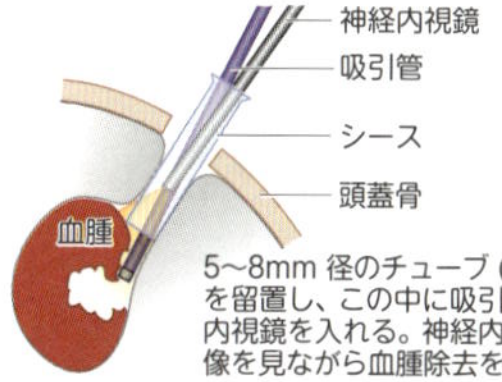

5〜8mm径のチューブ（シース）を留置し、その中に吸引管と神経内視鏡を入れる。神経内視鏡の画像を見ながら血腫除去を行う

2 適応疾患

神経内視鏡手術の適応疾患は、脳内血腫の血腫吸引術、止血術、閉塞性水頭症の第三脳室底開窓術（下図）などがあります。

① 術野の確認　② 第三脳室底の穿刺　③ バルーンカテーテルによる開窓部の拡張　④ 開窓の完了

3 合併症

●術後出血：[狭 い 視 野] での止血操作は開頭手術より高い技術が必要になります。
●感染症：開頭術と同じく [髄 膜 炎] です。手術により頭蓋骨に穴を開け、外界との交通ができるため感染のリスクが高くなります。

[岸田悠吾ほか．はじめての内視鏡下第三脳室底開窓術．脳神経外科速報．27 (5), 2017, 472-80. より転載]

日々学びを深め、アセスメント力を身に付けていきましょう。

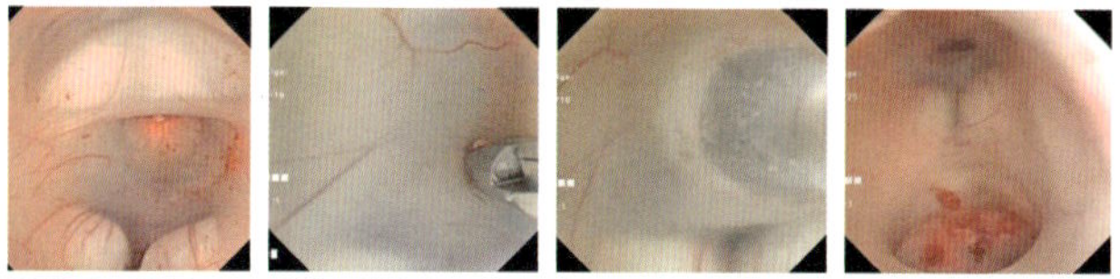

④ 穿頭術の特徴・適応疾患・合併症・看護を理解する

習得のコツ 穿頭術の治療を理解し、血腫や髄膜炎などの合併症に注意しましょう。

［　］に合う語を選んで書き込んでみよう！
広　術創　出血　走行部　脳萎縮　髄膜炎　脳脊髄液　組織を生検　10～20
頭蓋内圧亢進　脳室ドレナージ　シャントチューブ

1 特　徴

局所麻酔を用いて行う手術です。頭蓋内の［出血］を抜いたり、［組織を生検《せいけん》］したりする目的で行うことが多い方法です。［脳室《のうしつ》ドレナージ］を行う場合や、［シャントチューブ］を脳室内に挿入するためにも行われる手術です。

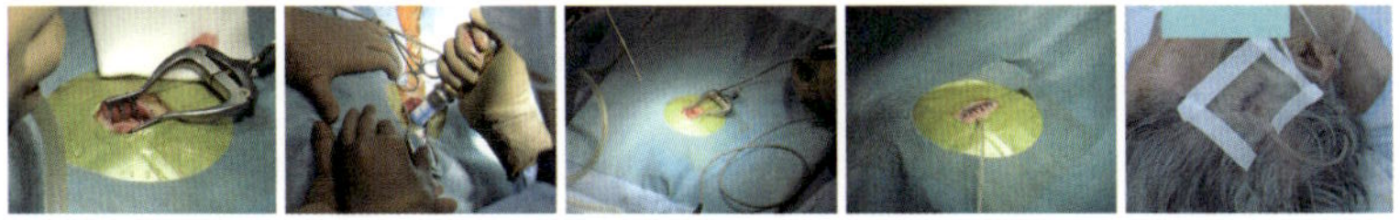
①皮膚切開　②穿頭　③血腫吸引・洗浄　④ドレーン留置・閉創　⑤創保護・ドレーン管理
（小林雄一．"外科手術一覧と特徴"．NEW はじめての脳神経外科看護．横井靖子編著．2023，53．より転載）

2 適応疾患

慢性硬膜下血腫《まんせいこうまくかけっしゅ》の穿頭血腫除去術《せんとうけっしゅじょきょじゅつ》（上図）や水頭症《すいとうしょう》の脳室ドレナージ術、脳室－腹腔短絡術（V-P シャント）・腰椎－腹腔短絡術（L-P シャント）、パーキンソン病の定位的脳深部刺激《ていいてきのうしんぶしげき》術《じゅつ》などがあります。

3 合併症

- **再貯留**：血腫を除去し、洗浄しても［10～20］%の症例で再び血腫が貯留《ちょりゅう》します。とくに高齢者で［脳萎縮《のういしゅく》］が強い場合はもともとの硬膜下腔《こうまくかくう》が［広］いため再貯留しやすいです。
- **感染症**：開頭術と同様に［髄膜炎《ずいまくえん》］に注意が必要です。穿頭部《せんとうぶ》・ドレーン挿入部からの［脳脊髄液《のうせきずいえき》］の漏れは、感染のリスクを高めます。シャント術の場合は［術創《じゅつそう》］、シャントチューブ［走行部《そうこうぶ》］のどちらにも感染の想定をしておく必要があります。

術後出血の確率は高くないですが、手術により頭蓋内環境が変化していることも含め［頭蓋内圧亢進《ずがいないあつこうしん》］症状の観察は必要です。

① 血栓回収療法の特徴・適応疾患・合併症を理解する…1

習得のコツ 血栓回収療法のおおまかな流れをイメージできるようにしましょう。

［　］に合う語を選んで書き込んでみよう！
吸引　太い動脈　ステント　大腿動脈　デバイス　カテーテル　引き戻して
血栓近位部　血栓遠位部　からめて回収

1 血栓回収の特徴

血栓回収療法《けっせんかいしゅうりょうほう》は、足の付け根などの［太い動脈］から、脳血管のつまった部位まで［カテーテル］を通し、血栓を網《あみ》の［ステント］で［からめて回収］したり、［吸引］して取り除き、つまった部分から先の脳血流を再開通させます。治療に使用するこれらの機器を総称して、［デバイス］と呼びます。

※足の付け根の［大腿《だいたい》動脈］以外にも、橈《とう》骨《こつ》動脈や上腕《じょうわん》動脈が穿刺部位として選択される場合があります。

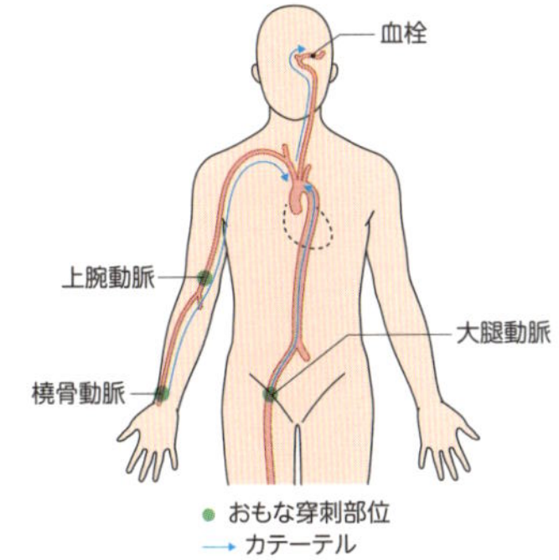

血栓回収療法の概要		
ステント型デバイス	・マイクロカテーテル内にステントが収納されており、ステントをカテーテルから出すと展開する。	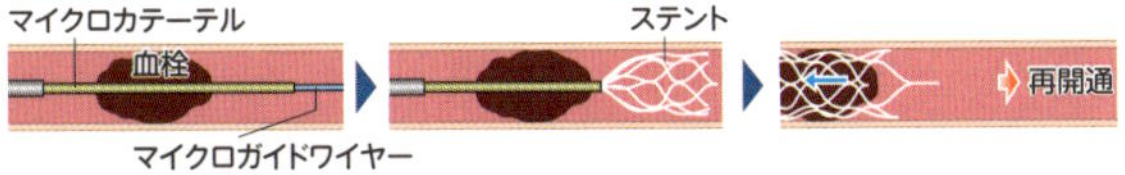 ①マイクロカテーテルを［血栓遠位部］に誘導する。 ②マイクロカテーテルを［引き戻して］ステントを展開し、血栓を捕捉する。 ③マイクロカテーテルを引き、捕捉した血栓を回収する。
吸引カテーテル	・血栓を吸引するための吸引器に、比較的大口径のカテーテルを接続して用いる。	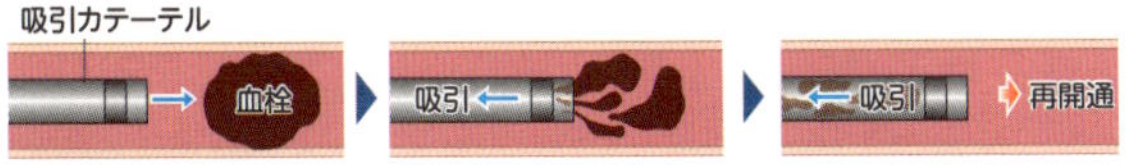 ①口径の大きなカテーテルを［血栓近位部］に誘導し、吸引器につないで陰圧をかける。 ②陰圧により血栓を吸引し、血栓を除去する。 ③血栓がカテーテルより吸引される。

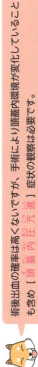

① 血栓回収療法の特徴・適応疾患・合併症を理解する…2

［　　］に合う語を選んで書き込んでみよう！（複数回使う語があります）
攣縮　出血　圧迫　閉塞　上昇　血圧　壊死　4.5　造影剤　シース　大きく
脳血管　抗凝固薬　出血傾向　rt-PA

2 適応疾患

大きな血栓という血のかたまりによってできた発症早期の脳梗塞に対する治療です。発症から［4.5］時間以上経過して［rt-PA《アールティー ピーエー》］静注療法《じょうちゅうりょうほう》ができない場合や、［rt-PA《アールティー ピーエー》］静脈療法を行っても効果がない場合に実施します。

3 合併症

- **頭蓋内出血**：動脈に挿入したカテーテルで［脳血管《のうけっかん》］を傷つけて破れることがあります。rt-PA 静注療法や術中の［抗凝固薬《こうぎょうこやく》］の使用により出血リスクが高くなります。

頭蓋内だけでなく、あわせて全身の［出血傾向］にも注意しましょう。

- **脳血栓症**：カテーテル挿入の刺激で血管壁からはがれた破片が脳血管を［閉塞《へいそく》］することがあります。
- **血管攣縮**：カテーテルの刺激により血管が［攣縮《れんしゅく》］を起こすことがあります。
- **カテーテル刺入部からの出血または皮下出血**：カテーテル挿入の際に穿刺《せんし》する［シース］（カテーテルなどを挿入するために血管内に留置《りゅうち》される管）は口径が［大きく］、さらにrt-PA 静注療法後や、術中に［抗凝固薬《こうぎょうこやく》］を使用することで、出血しやすい状態です。
- **造影剤アレルギー**：術中に［造影剤《ぞうえいざい》］を使用するために起こります。
- **出血性脳梗塞**：脳梗塞を起こした血管は［壊死《えし》］してもろくなっているため、そこに血流が再開すると、［出血］を起こすことがあります。

合併症予防のポイント

- **カテーテル刺入部からの出血または皮下出血**：穿刺部を一定時間［圧迫］し安静を保ちます。
- **出血性脳梗塞**：血圧の［上昇］で出血が起こりやすくなるため、医師からの指示の［血圧］を維持することが重要です。

② 血栓回収療法の看護を理解する

習得のコツ 術前・術後のポイントを理解して、治療の一連の流れを把握しましょう。

［　　］に合う語を選んで書き込んでみよう！（複数回使う語があります）
血圧　血栓　血流　出血　脳梗塞　鎮痛薬　神経徴候　酸素不足　体位変換
頭蓋内出血

1 術前の看護のポイント

① 急性期脳梗塞《きゅうせいきのうこうそく》は、発症数時間以内に適切な治療を行うことが重要です。治療が遅れると予後にも影響を及ぼすため、看護師には迅速に対応しなければいけません。

つまった［血栓《けっせん》］により途絶えた［血流《けつりゅう》］を早く再開通させ、［酸素不足］で機能が停止した細胞の部分を［脳梗塞《のうこうそく》］に進行させないようにする必要があります。

②更衣・末梢静脈路《まっしょうじょうみゃくろ》の確保・足背動脈《そくはいどうみゃく》の触知確認《しょくちかくにん》・穿刺部の剃毛《ていもう》・膀胱留置《ぼうこうりゅうち》カテーテルの挿入・弾性《だんせい》ストッキングの着用などを進めます。同時に、同意書の確認や内服薬の確認、アレルギーの確認もしておきましょう。

③準備を進めながら、バイタルサインや［神経徴候《しんけいちょうこう》］などの状態を把握しましょう。

治療を受ける患者さんやご家族の不安や緊張への配慮も忘れないようにしよう。

2 術後の看護と観察のポイント

①**バイタルサインや神経徴候《しんけいちょうこう》の観察**：［頭蓋内出血《ずがいないしゅっけつ》］や脳梗塞が拡大する可能性があります。［血圧］が上がると出血リスクが高まるため、合併症を踏まえて［血圧］管理を厳重に行います。

②**カテーテル刺入部の観察**：穿刺部からの［出血］などがないか経時的に観察します。

③**安静保持や安楽《あんらく》への援助**：穿刺部止血のためベッド上安静で過ごします。同一体位で腰痛など苦痛が起きやすいため、［体位変換］や［鎮痛薬《ちんつうやく》］の使用ができることを説明し、安楽に過ごせるようにしましょう。

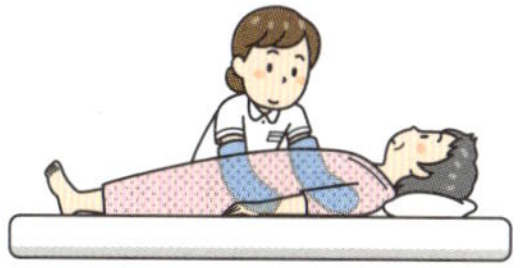

実践編C 術式別の治療。看護を理解する（血管内治療）

④ コイル塞栓術の看護を理解する

習得のコツ 術前、術後のポイントを理解しよう。

[ ] に合う語を選んで書き込んでみよう！

高く 止血 出血 血糖化 マーキング 不安の軽減 血栓症予防 ヨード造影剤
足背動脈触知 オリエンテーション

1 術前の看護のポイント

①手術前後の流れを説明し、患者さんの[不安の軽減]に努めましょう。
②造影剤を使用するためのアレルギーの有無、内服している薬を確認しましょう。
③抗血小板薬や抗凝固薬の内服の有無を確認しましょう。

注意すべきポイント

- **患者説明**：患者さんは治療や合併症など漠然とした不安を抱えています。少しでも安心して治療が受けられるよう[オリエンテーション]が重要です。
- **内服薬の確認**：ビグアナイド系糖尿病薬は[ヨード造影剤]と反応し乳酸アシドーシスを起こす可能性があります。血管内治療の場合は[血栓症予防]のため術前でも中止せず内服している場合があります。

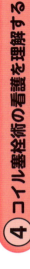

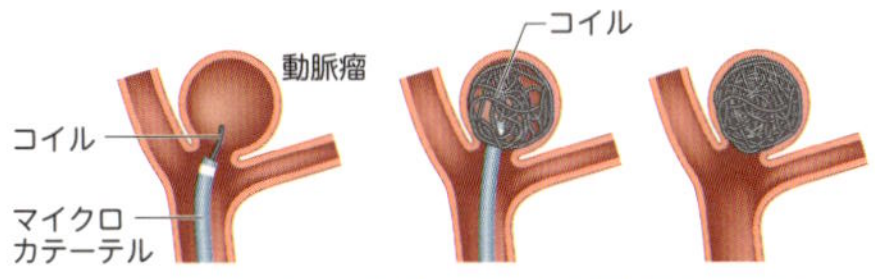

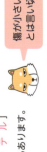

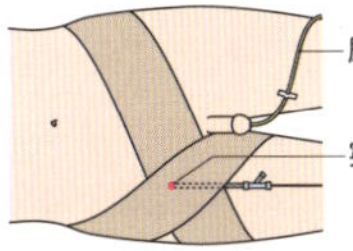

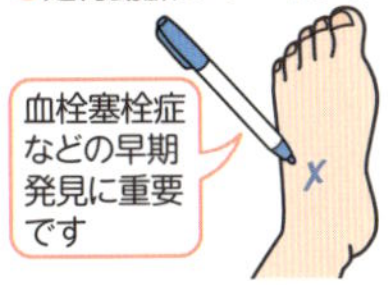

2 術後の看護と観察のポイント

①バイタルサインの観察：術直後はまだ動脈瘤は[血栓化]しておらず[出血]リスクがあります。血圧が[高く]ならないよう血圧指示を確認しましょう。
②カテーテル刺入部の観察：穿刺部に血腫を使用するため[止血]に時間を要します。術中に抗凝固薬を使用するため仮性動脈瘤を生じ、外科的処置が必要になる場合があります。
③安静保持や安楽への援助：p.69[実践編C]-2、③安静保持や安楽への援助」参照。

④足背動脈の触知確認は術後、異常の早期発見につながります。忘れず[マーキング]を行いましょう。

●足背動脈のマーキング

血栓塞栓症などの早期発見が重要です

止血困難の安静保持や苦痛は伴いやすい場面では、患者さんに寄り添いケアをしましょう。

実践編C 術式別の治療。看護を理解する（血管内治療）

③ コイル塞栓術の特徴・適応疾患・合併症を理解する

習得のコツ コイル塞栓術とはどのような治療なのか理解しましょう。

[ ] に合う語を選んで書き込んでみよう！（複数回使う語があります）

血栓 破裂 未破裂 充填 血管奇形 ステント 抗凝固薬 抗血小板薬
バルーンカテーテル

1 コイル塞栓術の特徴

脳動脈瘤にコイルと呼ばれるひも状のプラチナ合金を[充填]する治療です。脳動脈瘤の形やや大きさによっては[ステント]や[バルーンカテーテル]を併用し治療を行うこともあります。

2 適応疾患

脳動脈瘤に対する治療として行われます。[破裂]脳動脈瘤と[未破裂]脳動脈瘤のいずれにも適応となります。[血管奇形]にもコイル塞栓術が行われることがあります。コイルだけでなくNBCA・Onyxという液体の塞栓物質もあります。

傷が小さいため低侵襲ですが開頭と比べてリスクが低いとは言い切れません。

3 合併症

●くも膜下出血：[未破裂]脳動脈瘤が破裂（[破裂]脳動脈瘤の再破裂）し、くも膜下出血を発症する可能性があります。
●脳梗塞：コイルに形成された[血栓]が原因で脳梗塞を生じる可能性があります。
●穿刺部トラブル：穿刺部に血腫による障害もや[抗血小板薬]・[抗凝固薬]を使用することが多いです。
●放射線を使用するため被曝による障害も遅発的に起こる可能性があります。

集中力一つひとつと通過するトラブル。穿刺部はトラブルが起こりやすいので、穿刺部位をこまめに観察し出血や血腫に

⑤ 頸動脈ステント留置術(CAS)の特徴・適応疾患・合併症を理解する

習得のコツ 頸動脈ステント留置術とはどのような治療なのか理解しましょう。

［　　］に合う語を選んで書き込んでみよう！（複数回使う語があります）
50　80　狭窄　拡張　出血　頭痛　脳梗塞　脳出血　プラーク　不穏症状
頸動脈洞　血腫形成　カテーテル　抗血小板薬

1 頸動脈ステント留置術（CAS）の特徴

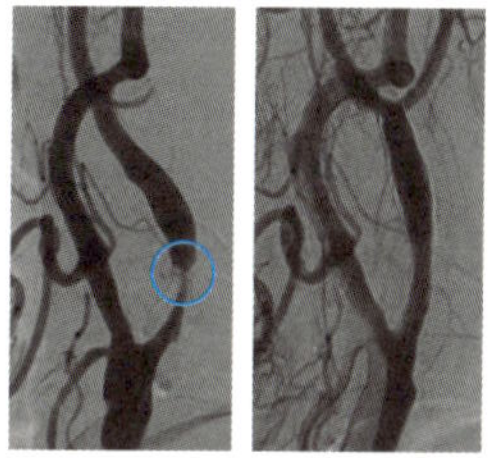
頸動脈狭窄　ステント留置後

動脈硬化により細くなった頸動脈《けいどうみゃく》に、［カテーテル］を使用してプラチナ合金製《ごうきんせい》のステントといわれる筒状《つつじょう》の網《あみ》を留置し［狭《きょう》窄《さく》］した血管を広げます。この手術を行うことで［脳《のう》梗《こう》塞《そく》］の発症・再発を予防します。

2 適応疾患

頸動脈の狭窄が［50］%以上で何らかの症状があるもしくは、無症状で［80］%以上の頸動脈の狭窄がある場合、適応になります。

脳梗塞を発症した際に頸動脈狭窄が発見された場合は、症状が安定してからCASをすることが多いです

3 合併症

- **徐脈と低血圧**：内頸動脈の付け根に［頸《けい》動《どう》脈《みゃく》洞《どう》］とよばれる血圧と脈拍を調節している部分があります。ここを刺激されると徐脈・低血圧が起きます。

アトロピン硫酸塩を投与します。

- **過灌流症候群**：狭窄《きょうさく》していた血管が［拡張］し脳への血流が急に増え、［脳《のう》出《しゅっ》血《けつ》］を起こすことがあります。［頭痛］や［不《ふ》穏《おん》症《しょう》状《じょう》］、けいれんなどの症状がみられます。
- **脳梗塞**：動脈硬化の強い血管を［拡張］させるため狭窄部位にあった［プラーク］が遊離してしまい脳梗塞を発症することがあります。
- **穿刺部トラブル**：梗塞などの血栓症のリスクが高いため術前に［抗《こう》血《けっ》小《しょう》板《ばん》薬《やく》］を内服します。穿刺部からの［出血］や［血《けっ》腫《しゅ》形《けい》成《せい》］など生じることがあります。

⑥ 頸動脈ステント留置術（CAS）の看護を理解する

習得のコツ 術前・術後のポイントを理解しよう。

［　　］に合う語を選んで書き込んでみよう！（複数回使う語があります）
徐脈　細く　過灌流　脳梗塞　脈拍触知　不安の軽減　アトロピン硫酸塩

1 術前の看護のポイント

① 手術前後の流れを説明し［不安の軽減］に努めましょう。
② 徐脈時に［アトロピン硫酸塩］を使用します。緑内障《りょくないしょう》や前立腺肥大《ぜんりつせんひだい》、麻痺性《まひせい》イレウスのある患者さんへの使用は禁忌となります。既往歴の確認をしておきましょう。
③ 頸動脈狭窄《けいどうみゃくきょうさく》のある患者さんは全身のあらゆる血管も動脈硬化で［細く］なっている可能性があります。術前から血圧や［脈《みゃく》拍《はく》触《しょく》知《ち》］に左右差があったのか把握しておくことで術後の異常の早期発見につながります。
④ 穿刺部位の剃毛《ていもう》や足背動脈《そくはいどうみゃく》の触知確認《しょくちかくにん》とマーキング、末梢《まっしょう》ルート確保、弾性《だんせい》ストッキングの着用、同意書の用意も忘れずに行いましょう。

他の血管内治療と同様に造影剤を使用します。アレルギーや内服薬の確認も必要です。

2 術後の看護と観察のポイント

① 頸動脈洞刺激《けいどうみゃくどうしげき》による［徐《じょ》脈《みゃく》］・低血圧は、術中だけでなく術後もしばらく続くことがあります。低血圧は［脳《のう》梗《こう》塞《そく》］の原因につながるので血圧指示を必ず確認しましょう。
② ［過《か》灌《かん》流《りゅう》］が起きると不穏症状《ふおんしょうじょう》やけいれん、頭痛が出現することがあります。患者さんの様子が術前と異なる場合は注意が必要です。
③ ［脳梗塞《のうこうそく》］を併発するリスクが高いため、意識レベルや麻痺の程度に変化がないか意識観察を行いましょう。

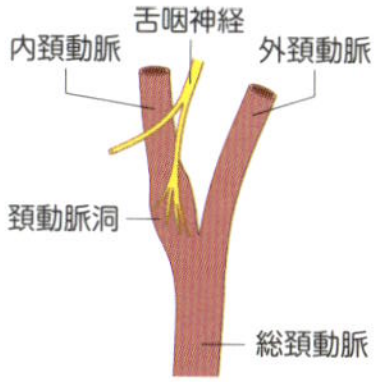

① 脳神経外科でよく使われる略語

習得のコツ わからない言葉に出会ったらすぐに調べよう。繰り返すことで頭に入るよ。

次の日本語に合う略語を［　］に書き込んで覚えよう！

日本語 → 略語

数字

3次元《じげん》デジタルサブトラクション血管撮影法《けっかんさつえいほう》 → [3D DSA] 3D digital subtraction angiography

3D CT 血管造影法《けっかんぞうえいほう》、3次元《じげん》CT 血管撮影《けっかんさつえい》 → [3D CTA] 3D CT angiography

A

前大脳動脈《ぜんだいのうどうみゃく》 → [ACA] anterior cerebral artery

前脈絡叢動脈《ぜんみゃくらくそうどうみゃく》 → [Achor《アンコロ》 (AChA)] anterior choroidal artery

前交通動脈《ぜんこうつうどうみゃく》 → [Acom《エーコム》, ACoA] anterior communicating artery

アルツハイマー病《びょう》 → [AD] Alzheimer disease

抗利尿《こうりにょう》ホルモン → [ADH] antidiuretic hormone

日常生活動作《にちじょうせいかつどうさ》（活動《かつどう》） → [ADL] activities of daily living

急性硬膜外血腫《きゅうせいこうまくがいけっしゅ》 → [AEDH] acute epidural hematoma

前下小脳動脈《ぜんかしょうのうどうみゃく》 → [AICA《アイカ》] anterior inferior cerebellar artery

筋萎縮性側索硬化症《きんいしゅくせいそくさくこうかしょう》 → [ALS] amyotrophic lateral sclerosis

急性硬膜下血腫《きゅうせいこうまくかけっしゅ》 → [ASDH] acute subdural hematoma

動脈原性脳塞栓症《どうみゃくげんせいのうそくせんしょう》 → [A to A] A-to-A embolism

動静脈瘻《どうじょうみゃくろう》 → [AVF] arterio-venous fistula

動静脈奇形《どうじょうみゃくきけい》 → [AVM] arteriovenous malformation

B

脳底動脈《のうていどうみゃく》 → [BA] basilar artery

血液脳関門《けつえきのうかんもん》 → [BBB] blood-brain barrier

脳腫瘍《のうしゅよう》 → [BT] brain tumor

C

頸動脈《けいどうみゃく》ステント留置術《りゅうちじゅつ》 → [CAS] carotid artery stenting

総頸動脈《そうけいどうみゃく》 → [CCA] common carotid artery

頸動脈内膜剥離術《けいどうみゃくないまくはくりじゅつ》 → [CEA] carotid endarterectomy

脳梗塞《のうこうそく》 → [CI] cerebral infarction

脳灌流圧《のうかんりゅうあつ》 → [CPP] cerebral perfusion pressure

慢性硬膜下血腫《まんせいこうまくかけっしゅ》 → [CSDH, CSH] chronic subdural hematoma

[脳脊《のうせき》] 髄液《ずいえき》 → [CSF] cerebrospinal fluid

コンピュータ断層撮影法《だんそうさつえいほう》 → [CT] computed tomography

中心静脈圧《ちゅうしんじょうみゃくあつ》 → [CVP] central venous pressure

D

抗血小板薬《こうけっしょうばんやく》2剤併用療法《ざいへいようりょうほう》 → [DAPT《ダプト》] dual anti-platelet therapy

アルツハイマー型認知症《がたにんちしょう》 → [DAT] dementia of Alzheimer type

播種性血管内凝固《はしゅせいけっかんないぎょうこ》 → [DIC] disseminated intravascular coagulation

直接経口抗凝固薬《ちょくせつけいこうこうぎょうこやく》 → [DOAC《ドアック》] direct oral anticoagulant

デジタル減算造影《げんざんぞうえい》［法《ほう》］、デジタルサブトラクションアンギオグラフィー → [DSA] digital subtraction angiography

深部静脈血栓症《しんぶじょうみゃくけっせんしょう》 → [DVT] deep vein thrombosis

拡散強調画像《かくさんきょうちょうがぞう》 → [DWI《ディフュージョン》] diffusion-weighted image

E

外頸動脈《がいけいどうみゃく》 → [ECA] external carotid artery

頭蓋外《ずがいがい》・頭蓋内《ずがいない》 → [EC-IC] extracranial-intracranial

硬膜外血腫《こうまくがいけっしゅ》 → [EDH] epidural hematoma

脳波《のうは》、脳波記録《のうはきろく》［法《ほう》］ → [EEG] electroencephalogram, electroencephalography

筋電図《きんでんず》、筋電図検査《きんでんずけんさ》［法《ほう》］ → [EMG] electromyogram, electromyography

てんかん → [EPI《エピ》] epilepsy

F

局所性脳損傷《きょくしょせいのうそんしょう》 → [FBI] focal brain injury

機能的自立度評価法《きのうてきじりつどひょうかほう》 → [FIM] functional independence measure

フレア［法《ほう》］ → [FLAIR] fluid attenuated inversion recovery

G

グラスゴーコーマスケール → [GCS] Glasgow Coma Scale

淡蒼球《たんそうきゅう》 → [GP] globus pallidus

H

長谷川式認知症《はせがわしきにんちしょう》スケール（改訂版《かいていばん》） → [HDS-R] Hasegawa dementia scale-revised

高吸収域《こうきゅうしゅういき》 → [HIA] high intensity area

I

内頸動脈《ないけいどうみゃく》 → [IC, ICA] internal carotid artery

内包《ないほう》 → [IC] internal capsule

内頸動脈分岐部《ないけいどうみゃくぶんきぶ》 → [ICB] internal carotid bifurcation

脳内血腫《のうないけっしゅ》 → [ICH] intracerebral hematoma

頭蓋内圧《ずがいないあつ》 → [ICP] intracranial pressure

内頸動脈《ないけいどうみゃく》-後交通動脈《こうこうつうどうみゃく》 → [IC-PC] internal carotid-posterior communicating artery

略語が覚えられないときは、何の単語で構成された略語なのかを考えてみよう。

知能指数《ちのうしすう》 ➡ [IQ] intelligence quotient

J ジャパンコーマスケール ➡ [JCS] Japan Coma Scale

L 長下肢装具《ちょうかしそうぐ》 ➡ [LLB] long leg brace

腰椎穿刺《ようついせんし》 ➡ [LP] lumbar puncture

腰椎腹腔《ようついふくくう》シャント、LP シャント ➡ [L-P shunt] lumbo [-] peritoneal shunt

M 中大脳動脈《ちゅうだいのうどうみゃく》 ➡ [MCA] middle cerebral artery

中大脳動脈《ちゅうだいのうどうみゃく》の区分《くぶん》 ➡ [M1, M2,…] middle cerebral artery

ミオクローヌスてんかん ➡ [ME] myoclonus epilepsy

脳磁図《のうじず》、脳磁図検査《のうじずけんさ》［法《ほう》］

➡ [MEG] magnetoencephalogram, magnetoencephalography

内側縦束《ないそくじゅうそく》 ➡ [MLF] medial longitudinal fasciculus

簡易知能試験《かんいちのうしけん》 ➡ [MMST] mini-mental state test

徒手筋力検査《としゅきんりょくけんさ》 ➡ [MMT] manual muscle test [ing]

磁気共鳴血管造影《じききょうめいけっかんぞうえい》［法《ほう》］、MR《エムアール》血管造影《けっかんぞうえい》［法《ほう》］

➡ [MRA] magnetic resonance angiography

磁気共鳴画像《じききょうめいがぞう》［法《ほう》］ ➡ [MRI] magnetic resonance imaging

磁気共鳴《じききょうめい》スペクトル、磁気共鳴《じききょうめい》スペクトロスコピー

➡ [MRS] magnetic resonance spectrum, magnetic resonance spectroscopy

モディファイドランキンスケール ➡ [mRS] modified rankin scale

微小血管減圧術《びしょうけっかんげんあつじゅつ》 ➡ [MVD] microvascular decompression

N 尾状核《びじょうかく》 ➡ [NCd] nucleus caudatus

NIH ストロークスケール ➡ [NIHSS] National Institutes of Health Stroke Scale

正常圧水頭症《せいじょうあつすいとうしょう》 ➡ [NPH] normal pressure hydrocephalus

O 起立性低血圧《きりつせいていけつあつ》［症《しょう》］ ➡ [OH] orthostatic hyptotension

作業療法士《さぎょうりょうほうし》、作業療法《さぎょうりょうほう》 ➡ [OT] occupational therapist, occupational therapy

P 後大脳動脈《こうだいのうどうみゃく》 ➡ [PCA] posterior cerebral artery

後脈絡叢動脈《こうみゃくらくそうどうみゃく》 ➡ [Pchor] posterior choroidal artery

後交通動脈《こうこうつうどうみゃく》 ➡ [Pcom《ピーコム》, PCoA] posterior communcating artery

パーキンソン病《びょう》 ➡ [PD] Parkinson disease

経皮内視鏡的胃瘻造設術《けいひないしきょうてきいろうぞうせつじゅつ》 ➡ [PEG《ペグ》] percutaneous endoscopic gastrostomy

後下小脳動脈《こうかしょうのうどうみゃく》 ➡ [PICA《パイカ》] posterior inferior cerebellar artery

理学療法士《りがくりょうほうし》、理学療法《りがくりょうほう》 ➡ [PT] physical therapist, physical therapy

錐体路《すいたいろ》 ➡ [PT] pyramidal tract

経皮経管血管形成術《けいひけいかんけっかんけいせいじゅつ》 ➡ [PTA] percutaneous transluminal angioplasty

プロトロンビン時間国際標準化比《じかんこくさいひょうじゅんかひ》

➡ [PT-INR] prothrombin time-international normalized ratio

被殻《ひかく》 ➡ [Put] putamen

Q 生活《せいかつ》の質《しつ》 ➡ [QOL] quality of life

R 網様体《もうようたい》 ➡ [RF] reticular formation

関節可動域《かんせつかどういき》 ➡ [ROM] range of motion

遺伝子組《いでんしく》み換《か》え組織型《そしきがた》プラスミノゲン・アクティベータ（アルテプラーゼ）

➡ [rt-PA] recombinant tissue-type plasminogen activator

S くも膜下出血《まくかしゅっけつ》 ➡ [SAH] subarachnoid hemorrhage

上小脳動脈《じょうしょうのうどうみゃく》 ➡ [SCA] superior cerebellar artery

脳卒中《のうそっちゅう》ケアユニット ➡ [SCU] stroke care unit

硬膜下血腫《こうまくかけっしゅ》 ➡ [SDH] subdural hematoma

抗利尿《こうりにょう》ホルモン分泌異常症候群《ぶんぴついじょうしょうこうぐん》

➡ [SIADH] syndrome of inappropriate secretion of antidiuretic hormone

短下肢装具《たんかしそうぐ》 ➡ [SLB] short leg brace

標準失語症検査《ひょうじゅんしつごしょうけんさ》 ➡ [SLTA] standard language test of aphasia

言語療法士《げんごりょうほうし》、言語療法《げんごりょうほう》 ➡ [ST] speech therapist, speech therapy

浅側頭動脈《せんそくとうどうみゃく》 ➡ [STA] superficial temporal artery

T T1〔ティーワン〕強調《きょうちょう》［画像《がぞう》］ ➡ [T1WI] T1 weighted image

T2〔ティーツー〕強調《きょうちょう》［画像《がぞう》］ ➡ [T2WI] T2 weighted image

T2*〔ティーツースター〕強調《きょうちょう》［画像《がぞう》］ ➡ [T2*WI] T2*（star）weighted image

一過性脳虚血発作《いっかせいのうきょけつほっさ》 ➡ [TIA] transient [cerebral] ischemic attack

組織《そしき》プラスミノゲン活性化因子《かっせいかいんし》 ➡ [t-PA] tissue plasminogen activator

V 椎骨動脈《ついこつどうみゃく》 ➡ [VA] vertebral artery

脳室心房《のうしつしんぼう》シャント、VA シャント ➡ [V-A shunt] ventriculo-atrial shunt

椎骨脳底動脈《ついこつのうていどうみゃく》 ➡ [VBA] vertebrobasilar artery

脳室圧 ➡ [VP] ventricular pressure

脳室腹腔《のうしつふくくう》シャント、VP シャント ➡ [V-P shunt] ventriculo-peritoneal shunt

38